誰でもできる ひざ痛根治法

順天堂大学医学部 名誉教授
整形外科医 黒澤 尚

目次

序章 ひざ痛は、運動療法で根治します！……7
ひざ痛に悩む多くの人は、再発を繰り返している……8
治したい気持ちと治らない現実……8
「運動が新しい治療法になる」という気づき……9
比較試験で科学的に証明された運動の効果……11
運動療法は世界に広がり、治療のスタンダードに……13
ひざ痛の専門医として、読者の方へ……14

1章 なぜ、ひざは痛むのか……15
ひざ痛が生じる理由と痛みのメカニズム……16
ひざ痛はどうして起こるのか……16
軟骨の3つの特徴と痛みの3段階……19
変形性ひざ関節症の初期……21
変形性ひざ関節症の中期……21
変形性ひざ関節症の末期……22
痛みの原因は軟骨がすり減るからではない……24
コラム 変形性ひざ関節症になりやすい人……26
ひざ痛がよくなる人たちに共通する「良い行動サイクル」の法則……27
良い行動サイクルがひざ痛解放のカギ……27
安静にするほどにひざ痛は悪化する……28
動かすと痛みをもたらす物質が減る……30
良い行動サイクルのパターンでひざ痛が根治する……32
ひざを使うほど軟骨がすり減るわけではない……34
ひざ痛の多くの人は通院しているのに治らない その理由は間違った治療方法にあり！……35
病院で受けている治療方法が間違っている……35
日本で行われている治療方法を検証……37

①鎮痛薬……37
②ヒアルロン酸関節注射……39
③水抜き……41
④装具療法……44
⑤電気などの物理療法……45
診療報酬点数が高い治療が行われる傾向にある……45
コラム ロコモ予防にも運動は重要……48

2章 「ひざ痛根治運動」を始めてみましょう……49

運動療法を始める前に
あなたの痛みの状態をチェック！……50
ひざの違和感は、変形性ひざ関節症の疑いあり……50
いつまでも治らないひざ痛は
ひざ痛根治運動で自分で治せる！……52
ひざ痛根治運動は、
誰でもいつでも痛みがあってもできる……52
ひざ痛が消えるだけでなく、再発も防いでくれる……55
コラム 変形性ひざ関節症患者機能評価尺度（JKOM）……57
始めてみましょう！ 誰でもできるひざ根治運動……58
ひざ痛がすっきり治るおすすめのコースを紹介……58
ひざ痛根治運動のコツは「ゆっくり」と……59
①ひざ痛根治運動1 くつ下体操……62
②ひざ痛根治運動2 筋肉体操Ⅰ
脚上げ体操（仰向け編）……64
脚上げ体操（イス編）……66
③ひざ痛根治運動2 筋肉体操Ⅱ 横上げ体操……68
④ひざ痛根治運動2 筋肉体操Ⅲ ボール体操……70
座布団などで代用編……72
アイシング 腫れや熱があるときには
アイシング（冷やし）がおすすめ……74
温める 痛みをやわらげるには温めがおすすめ……76

お風呂でストレッチング
お風呂に入って行うストレッチングが効果的……78
コラム ひざへはどれくらいの重さがかかるの?……80

3章 ひざ痛治療の世界標準は運動療法……81

ひざ痛に悩む方の実情
こんなことで困っていませんか……82
当たり前にできていたことができなくなる……82
年を重ねるごとに増えるひざ痛患者……83
半数以上の人が「治らない」とあきらめている……85
ひざ痛根治運動の効果は科学的に証明され、
今や世界の常識になっている……87
運動療法は世界的な学会で認められている……87
日本整形外科学会でも認められた運動療法……90
コラム 日本整形外科学会がすすめていること……91
こわばってしまった「拘縮」の関節も
柔軟性が生まれる……92
ひざを動かさないのは、寝たきり人生の選択……92
今すぐ実践することで人生が変わる……93

4章 ひざ痛根治運動を補う ストレッチングとウォーキング……95

適度なストレッチングで体をしなやかに保とう……96
硬くなった体を柔軟にしよう……96
ストレッチング アキレス腱とふくらはぎ……98
ストレッチング ももの前側……100
ストレッチング ももの裏側……102
ストレッチング 体幹(お尻、ももの裏側、お腹)……104
ストレッチング 臀筋、背筋……106
ストレッチング 肩……108

ストレッチング　足の甲と裏 …… 110
ウォーキングをして運動療法を補いましょう …… 112
歩けるなら歩いた方がひざが強くなる …… 112
ウォーキング　服装 …… 114
ウォーキング　つかまり足ぶみ体操 …… 116
コラム　**ウォーキングにはほかにどんな効果があるの？** …… 118

5章　ひざ痛が末期の状態になったら手術も考えましょう …… 119

ひざ痛は変形性ひざ関節症だけじゃない
ひざ痛になるほかの病気 …… 120
自分で判断せず、必ず医療機関へ行きましょう …… 120
大腿骨顆骨壊死 …… 120
関節リウマチ …… 121
半月（板）損傷 …… 122
痛風・偽痛風 …… 124
化膿性関節炎 …… 126
コラム　**民間施療っていいの？** …… 127
ひざ痛根治運動以外の補助的な療法 …… 128
それぞれにメリットとデメリットがあります …… 128
補助的な療法　①サポーター …… 129
補助的な療法　②つえ、キャリー …… 130
補助的な療法　③足底板 …… 132
ひざが末期の状態になったら
手術をすることも検討しましょう …… 134
ひざ痛の手術は確実な効果が期待できる …… 134
大きく3つある変形性ひざ関節症の手術 …… 135
手術療法　①高位脛骨骨切り術 …… 136
手術療法　②人工ひざ関節置換術 …… 138
コラム　**「竹ふみ」って効くの？** …… 140

6章 日常生活に取り入れたいひざ痛解消のコツ……141

日常生活にもひと工夫!

日々の動きがひざをよくする……142

家事やお出かけなどで

積極的にどんどん動きましょう……142

体重の重さはひざ痛の敵　減量すれば痛みは減る……144

目指すべき体重に向かって食生活の見直しを……144

ゆる〜い運動が再発しない丈夫なひざを作る……146

おすすめはひざに負担の少ない運動……146

ひざを大きく曲げる

正座をすることはひざに悪い!?……148

正座は決してひざに悪いわけではない……148

正座はひざを鍛える機会になっている……149

イスやベッドの生活から

サヨナラした方がいいの!?……150

和式の生活も見直してみましょう……150

和式の生活で体のバランスがよくなった!?……151

いろいろあるサプリメント

摂取は慎重にしましょう……152

科学的根拠が十分でないのも多くあります……152

iPS細胞を使って

変形性ひざ関節症は治せるのか……154

2つの問題をクリアできれば可能性も!?……154

「ひざ痛根治運動シート」をつけてみよう!……156

おわりに……158

序章

ひざ痛は、運動療法で根治します！

ひざ痛に悩む多くの人は、再発を繰り返している

治したい気持ちと治らない現実

厚生労働省の発表によると、現在、ひざ痛を自覚している人は１０００万人に及び、**潜在的な患者数は３０００万人**に達するとされています。

本書の著者・黒澤医師は、１９７０年（昭和45年）に医学部を卒業した後、整形外科医の道を選び、ひざ痛の患者さんと数多く接し、連日のように治療にあたっていました。

当時の治療方法は薬物療法。また、痛みをとるために関節に注射を

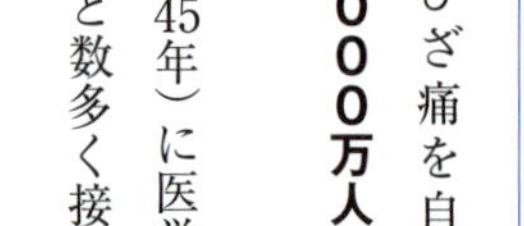
ひざ痛潜在患者数
3,000 万人
ひざ痛自覚者
1,000 万人

出典:
厚生労働省「介護予防の推進に向けた運動器疾患対策に関する検討会」平成20年7月

打つこともありました。しかし、一時的に痛みはなくなるものの、しばらくするとまた痛みがぶり返してしまいます。

『薬で本当にひざ痛はよくなるのだろうか』

当時の黒澤医師は、それ以上の治療方法を見つけることができず、深い疑念を抱えながら日々を過ごしていました。

「運動が新しい治療法になる」という気づき

1982年（昭和57年）に、ある患者さんが黒澤医師の元を訪れました。重症の骨折で手術が必要となり、入院することになりました。腕でも脚でも、骨折の治療は骨がくっつくまでギプスQAなどで固定するのが基本です。その方も、体を動かさないようにし、ずっと寝たままの体勢でいてもらいました。

そのような安静状態が長期に渡ることによって起こる、さまざまな心

Q 「薬物療法」って何?

A 薬を使って治療する方法のことです。飲み薬、座薬、塗り薬のほか、点滴や注射で薬を体に入れる方法もあります。

Q 「ギプス」って何?

A 骨折などをしたときに、患部を動かさないようにするために使われる、石膏で固めた包帯のこと。ギプスとは、ドイツ語で「石膏」のことです。

身の機能低下などを生活不活発病、あるいは廃用症候群といいます。特に病床で寝たきり状態の場合に起こりやすくなります。

それを防ぐには、筋肉を使うしかありません。といっても患者さんは寝たきりなので、寝たままでできる運動である必要があります。

黒澤医師はまず、**仰向けに寝ながら脚を上げる運動（SLR運動）**を患者さんにすすめました。といっても、わずか10㎝ほど脚を上げるだけの非常に簡単な運動です。それを20回を1セットとして、片脚ずつ、朝と晩にやってもらいました。患者さんによっては、面倒くさがってやらない人もいるのですが、その方は朝晩きちんと脚の運動を繰り返して行っていました。そして、運動してから3、4日後、患者さんがつぶやきました。

「ひざの痛みがなくなりました」

その方は、骨折する前から両脚にひざ痛の持病があったのです。

能力を回復するための運動が、図らずもひざ痛にも効果をもたらす運

加齢で筋肉は減る

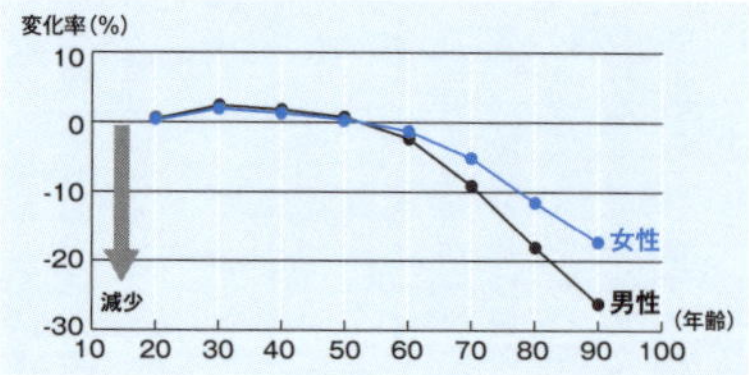

出典:
谷本芳美ほか.日本人筋肉量の加齢による特徴.日本老年医学.47(1),52-57, 2010.

動である可能性が出てきました。

比較試験で科学的に証明された運動の効果

その後、黒澤医師は、運動でひざ痛がよくなった例がないか、医学論文を片っ端から調べました。ところがそのような論文は、日本はもちろん、世界中のどこを探しても見つかりませんでした。

そこで黒澤医師は、ある比較試験を実施することにしました。ひざ痛の患者さん79名を2つのグループに分け、1つはSLR運動を、朝・晩に1セット（20回）ずつやってもらいました。もう1つのグループは運動は一切せず、代わりに、抗炎症薬を痛みのあるひざに毎日、朝晩塗ってもらいました。そして、それを3か月続けてもらい、1か月ごとに、点数化したひざの機能と筋力を測定していきました。

仰向けになって
脚を10cm上げる
片脚ずつ各20回
×
朝、晩

3、4日後

ひざ痛がなくなった

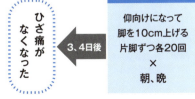

結果は、塗り薬の患者さんグループは機能や筋力、痛みなどはほとんど変わりませんでした。ところが、**運動をした患者さんグループでは、ほとんどの人が機能の点数、筋力ともアップし、痛みが軽快しました。**

黒澤医師は効果が持続しているかを確かめるために、さらなる検証を重ねました。6か月後と1年半後に同じ患者さんに対して、追跡調査を行いました。効果が出たのがうれしかったのか、患者さんの多くはその後も脚上げ運動を続けていて、調べると、筋力もついてきました。そして、肝心の痛みも少なくなりました。

一時的に痛みを抑えるだけでなく、長い期間に渡り効果が持続することがわかりました。

このひざ痛の比較試験によって、**これからのひざ痛治療は、間違いなく運動がスタンダードになるはずだ**と黒澤医師は確信しました。

---

①抗炎症薬
毎日、ひざに朝晩塗る
→ 3か月後 → 変化なし

②運動療法
脚を10cm上げる朝晩1セット(20回)
→ 3か月後 → 痛み消失、機能・筋力アップ

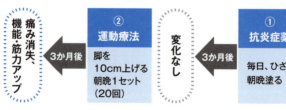

運動療法は世界に広がり、治療のスタンダードに

論文投稿、学会での発表、そして新たな体操の開発――黒澤医師は現状を変えるべく、次々と行動に移しました。小さかったうねりは少しずつ大きくなり、やがて医療現場を大きく変えることになりました。とくに海外では、黒澤医師の研究が学術的に認められ、ひざ痛の運動療法は治療法のスタンダードになりました。

ひざ痛の専門医として、読者の方へ

日本には、ひざ痛で苦しんでいる方は今も数多くいます。
そんな方々に対して、ひざ痛から解放される人を1人でも増やしたいと、
本書を執筆することにしました。

繰り返します。

ひざ痛は、運動で確実によくなります。

用意はいいでしょうか。
本書を読む皆さんが、ひざ痛から解放されるためのお話が、
これから始まります。

順天堂大学医学部 名誉教授 整形外科医
黒澤尚

1章

なぜ、ひざは痛むのか

ひざ痛が生じる理由と痛みのメカニズム

ひざ痛はどうして起こるのか

ひざ痛は本当につらい症状です。これまで何気なくやっていた買い物や旅行にも行けなくなり、生活の幅がどんどん狭くなってしまいます。ひざ痛さえなければ――。その思いをこれまで数多く聞いてきました。でも、そもそもどうしてひざが痛くなるのかは、一般の人にはまだあまり知られていません。

まず、ひざの関節の構造を見てください。関節は脚の上の骨（大腿骨《だいたいこつ》Q/A）と下の骨（脛骨《けいこつ》Q/A）の2つの骨が合わさる部分です。しかし、骨同士がくっつくだけではゴリゴリしてスムーズに動かすことができません。その

Q 「大腿骨」って何？

A 股関節で骨盤と接している太ももにある骨。ヒトの骨の中では最も長い骨です。

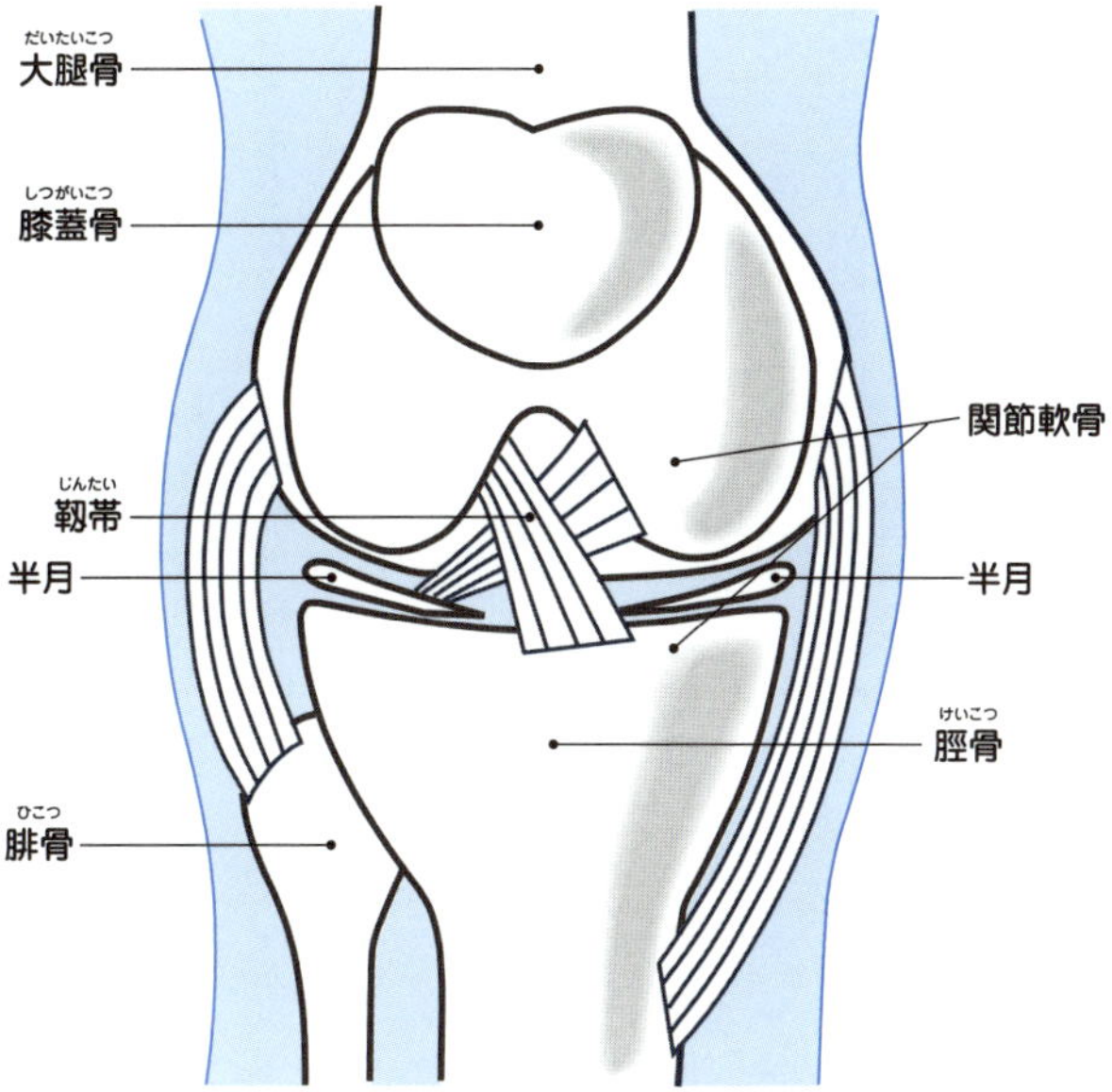

Q 「脛骨」って何？

A 一般に「すね」と呼ばれる、ひざから足首の間にある骨。「弁慶の泣きどころ」として有名な骨です。

ため、**骨と骨が合わさる部分には、ひざがスムーズに動くためのしくみが2つ、ちゃんと備わっています。1つは関節軟骨です。** 2つの骨の表面は軟骨でおおわれていて、軟骨は表面がツルツルしています。鶏の関節が外れたところを見ると、軟骨部分は色が白くて表面がツルツルしていますが、人間も同じようになっています。軟骨は文字通りやわらかい骨で、タイヤのゴムくらいの弾力性があります。こうしたしくみによって、ひざがなめらかに動くのです。

もう1つが半月（板）です。 半月を上から見ると「C」の形をしています。ひざに加わる衝撃を弱めるクッションの役割をしており、関節の動きもなめらかにしてくれます。

関節のまわりには筋肉があり、それによってひざを動かすことができ、腱QAや靱帯QAもひざの動きを細かくコントロールするのに役立っています。

私たちは一生のうちに数えきれないほど歩きますが、それでも痛みを

Q「腱」って何？

A 骨格を動かす筋肉を骨に結びつけるもの。線維が集まって束になったもので、とても強くできています。代表的なものに「アキレス腱」があります。

Q「靱帯」って何？

A 関節の両方の骨をつなぐ弾力性のあるすじのこと。運動を制御する作用があります。

感じないのは、関節のこうしたしくみによります。

軟骨の3つの特徴と痛みの3段階

軟骨には、普通の骨にはない3つの特徴があります。その特徴が実はひざ痛と深く関係しているのです。

まず第1に、関節液QAという液体が出ます。ヌルヌルした物質で、これによって、関節をなめらかに動くようにしたり、クッションの役目をして衝撃をやわらげたり、さらには、ひざ関節に栄養を届ける働きもしています。

第2に、関節を包む関節包の滑膜《かつまく》QAから関節液が出ることで、表面が常にヌルヌルしていることです。

そして第3に、軟骨には血管が通っていないことです。通常、骨には血管が通っているので、傷ついても修復されますが、軟骨は血管が通っ

Q 関節液の役割は?

A 1. 軟骨に栄養と酸素を与える。
2. 軟骨同士の潤滑液になる。

Q 「滑膜」って何?

A 腱の周囲を囲む膜で、少量の滑液という液を分泌して、関節の動きをなめらかにしています。

ていないのですり減っても修復されません。ここが普通の骨との大きな違いです。

ひざは、関節軟骨などがあることで、スムーズに動いています。ところが、この関節に問題が起こることがあります。その**代表的なものが「変形性ひざ関節症」です。ひざ痛で最も多いのがこの病気です。**

これは、ひざの関節の表面にある軟骨がすり減っていく病気です。軟骨は血管が通っていないので、減ったものは修復されず、さらにすり減っていきます。

根本的な原因がはっきりわからないものは「一次性」、原因がはっきりしているものを「二次性」といいます。ほとんど（99％以上）は一次性で、すり減るのにはいくつかの要因があります（26頁参照）。

変形性ひざ関節症は、5年から15年ほどかけてゆっくり進行します。すり減り具合によって、「初期」「中期」「末期」に分けられます。

軟骨の3つの特徴

1. 関節液が出る	なめらかに動かすために出るもので、潤滑油の役目をしている
2. 表面がヌルヌルしている	プロテオグリカンという物質が出ることで、表面がヌルヌルしている
3. 血管が通っていない	軟骨には血管が通っていないので、傷ついても修復されない

●変形性ひざ関節症の初期● ～立ち上がると痛む

初期は痛みを自覚しないことも多く、立ち上がるときに少し痛んだりするものの、普通に歩く分には何も問題ないこともあります。また、ひざにこわばりを感じたり、長い距離を歩くと痛みが出たりします。

痛みが少ないからと放っておいてはいけません。何もしなければ症状は確実に悪化していくため、適度な運動をして筋肉量を増やすなどすれば、悪化を食い止めることができます。初期症状は人によって大きく違い、数か月だけの人もいれば、数年間続く人もいます。

●変形性ひざ関節症の中期● ～歩くたびに痛む

中期になると、常に痛むようになります。歩くたびに痛みが出て、階段の昇り降りや正座をするのが難しくな

一次性　はっきりした原因がわからない変形性ひざ関節症

二次性　原因がわかっているもの。多くは若いときのけが

二次性の主な原因		
	骨折	関節まで骨折してしまった
	半月損傷	半月が損傷したことがある
	脱臼	ひざのお皿が外れたことがある
	ねんざ	重度のねんざを経験したことがある
	靭帯損傷	前十字靭帯を痛めたことがある

るので、生活にも支障をきたすようになります。脚がO脚Qにになり出し、ひざに水がたまる人が出ます。ほとんどの人が病院に通うことを考え始めます。

●変形性ひざ関節症の末期● ～生活に支障をきたす痛み

一見してO脚がわかるようになります。ひざの曲げ伸ばしがやりにくく、痛みも中期よりもさらに強くなり、外を歩くだけでなく、日常生活もままならなくなります。

外出が思うようにできず、家にいることが多くなり、人との接点も少なくなるため、気分もふさぎ込み、生きがいも失いがちになります。**ひざ痛は、痛みだけでなく、生きがい喪失にもつながるので、早期の治療がとても大切です。**

Q 「O脚」って何？

A ひざをそろえて立ったときに、ひざの部分が外側に反っている脚のこと。ひざのあいた部分が「O」の形をしていることからそう呼ばれます。

あなたのひざ痛はどこに当てはまる?

初期

- 症状を自覚しないこともある
- 立ち上がるときに痛みがある
- ひざにこわばりを感じる
- 長距離歩くと痛みが出る

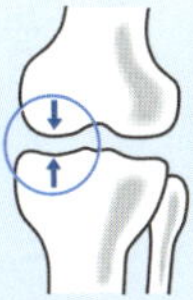

ココに注意! **何もしないと症状が悪化するので、適度な運動で筋肉量を増やしましょう**

中期

- 歩くたびに痛みが出る
- 階段の昇り降りと正座が難しい
- 脚がO脚になり出す
- ひざに水がたまることもある

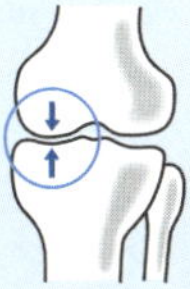

ココに注意! **放っておくとさらに悪化してしまうので、必ず医療機関に行きましょう**

末期

- 中期よりもさらに痛みが強い
- 一見してO脚であることがわかる
- ひざの曲げ伸ばしがやりにくい
- 外出が思うようにできなくなる

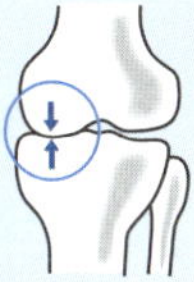

ココに注意! **生きがいを失いがちになるので、そうなる前に早期治療を**

痛みの原因は軟骨がすり減るからではない

関節軟骨がすり減る変形性ひざ関節症。痛みの出る原因として、「軟骨がすり減って、骨と骨がぶつかるようになるから」、あるいは、「軟骨の破片が神経にぶつかるから」というイメージをもたれている人が多いのではないでしょうか。

軟骨がすり減ると、すり減った細かい摩耗物質が出て滑膜《かつまく》を刺激します。滑膜はその物質を「異物」ととらえ、免疫が反応してしまいます。すると、滑膜の細胞から、**炎症を引き起こす「炎症性サイトカイン**Q/A**」という物質が出ます。この炎症により痛みが出るのです。**

つまり、**軟骨がすり減ることそのものは痛みの原因ではない**のです。

痛みの直接の原因は、炎症性サイトカインという物質ですが、逆に考えると、炎症性サイトカインという物質を出ないようにすることができれば、ひざ痛とサヨナラできるのです。

Q 「炎症性サイトカイン」って何？

A サイトカインとは、細胞から分泌される特殊なタンパク質で、さまざまな細胞に働きかけます。炎症性サイトカインは、読んで字のごとく、炎症を引き起こすサイトカインのことで、これが分泌されることで痛みを感じます。

ひざの軟骨がすり減っても、炎症性サイトカインを出さないようにする方法が運動です。詳細は後述しますが、運動することで炎症性サイトカインが出なくなり、痛みもなくなっていきます。

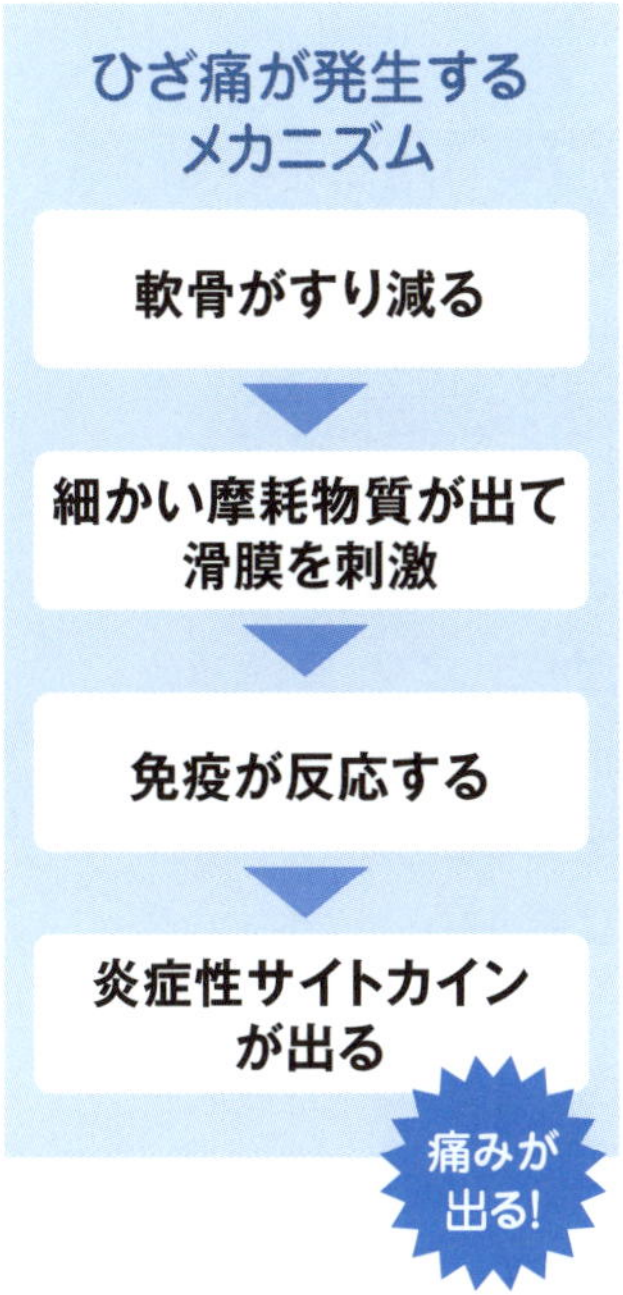
ひざ痛が発生するメカニズム
軟骨がすり減る
細かい摩耗物質が出て滑膜を刺激
免疫が反応する
炎症性サイトカインが出る
痛みが出る!

コラム

変形性ひざ関節症になりやすい人

変形性ひざ関節症になりやすい人の傾向は、「中高年」「女性」「肥満」「筋力低下」です。

女性は50歳以上で、男性は65歳以上になるとなりやすく、女性の方が男性よりも3～4倍多くなっています。理由としては、関節軟骨を守る女性ホルモンが年を重ねると減ってくることと、女性は体重を支える筋肉などが男性よりも少ないので、ひざに負担がかかりやすいからです。

肥満も大きな要因です。体重があるとそれだけひざに負担がかかるので、変形性ひざ関節症になりやすくなります。また、運動不足の人は筋肉量が少なくなるので、ひざへの負担が大きくなってしまいます。

性別や年齢は変えようがありませんが、体重を減らしたり、運動不足を解消することは、自らの行動によって変えることができます。ぜひ行動に移してみてください。

ひざ痛がよくなる人たちに共通する「良い行動サイクル」の法則

良い行動サイクルがひざ痛解放のカギ

私はこれまで、ひざ痛の患者さんを数多くみてきました。そこである重要なことに気づきました。**ひざ痛がよくならない患者さんは「悪い行動サイクル」に陥っており、治っていく患者さんは「良い行動サイクル」になっているのです。**これはどの患者さんをみても同じで、法則といってもよいと思います。悪い行動サイクルから良い行動サイクルに変えることが、ひざ痛から解放される大きなカギなのです。

安静にするほどにひざ痛は悪化する

ひざ痛で病院などに行くと、たいていは鎮痛薬を処方され、ヒアルロン酸関節注射が行われます。

ヒアルロン酸（Q&A）とは、関節液に多く含まれる成分で、骨と骨の間のすべりをよくする働きや、クッションのように衝撃を吸収する役割があります。そのため、ヒアルロン酸を関節に注射すれば、ひざ痛がよくなると考えられています。

ヒアルロン酸関節注射は、確かに一時的に痛みはなくなります。ところが、数日もすると再び痛みが出てくるので、再度注射をしなければなりません。結局、いたちごっこが続くことになります。

また、病院でひざの痛みを訴えると、「安静にしてください」と言われる場合があります。以前は、安静にすれば回復に向かうという考え方が主流でした。無理をすると余計にひざを痛める可能性が高いので、安静

Q 「ヒアルロン酸」って何？

A 細胞と細胞の間にあり、クッションのような役目のほか、水分保持の働きもあります。ヒアルロン酸が正常に保たれていると皮膚の張りがよくなり、逆にヒアルロン酸が少ないと皮膚の張りが悪くなります。関節液に多く含まれています。

にしていましょうという考え方です。

しかし、その考え方の誤りが指摘されるようになってきました。前述（9頁参照）した生活不活発病（別名：廃用症候群）が知られるようになってきたからです。

人は動かないと、骨や筋力、関節などが衰えて、どんどん動きが鈍くなります。

このことは、動物実験によっても明らかにされています。関節を動かないように固定しておくと、軟骨がはがれるように落ちてしまったり、軟骨同士がくっついて動かなくなってしまうのです。また、歩かずにいると脚に負荷がかからないので、骨からカルシウムが溶け出しやすくなり、骨粗しょう症にもなってしまいます。

もう一度確認しよう

「生活不活発病（廃用症候群）」って何？

病気やけがなどで、長い間体を動かさないことで、筋肉や骨が衰えたり、臓器の機能も弱まってしまうことをいいます。関節が硬くなったり、心臓の機能が落ちたり、うつ病になりやすくなったり、血管の血のかたまりが詰まりやすくなったりもします。

動かすと痛みをもたらす物質が減る

　このようにならないためには、どうしたらいいでしょうか。古い鉄の引き戸をスムーズに動かすにはどうしたらいいか考えてみてください。答えは簡単です。頻繁に使うことです。人間なら、日常的に体を動かすことです。つまり、運動療法です。古い引き戸も、常に使っていればさび付くことはありません。それによって動きも衰えることがなく、よく動かせるようになるのです。

　2004年、外国で非常に興味深い論文が発表されました。変形性ひざ関節症の患者さんに、運動療法を行ったところ、次のことがわかりました。

・痛みをもたらす、炎症性サイトカインが減る
・痛みを弱める、抗炎症性サイトカインQAが分泌される
・軟骨を強くする、コラーゲンQAとプロテオグリカンQAなどが増える

Q 「抗炎症性サイトカイン」って何？

A 炎症を引き起こす炎症性サイトカインの産生を、抑制させる作用をもつもの。

Q 「コラーゲン」って何？

A 皮膚や靱帯、血管、腱などにあるタンパク質。体内の全タンパク質の4分の1を占めています。

Q 「プロテオグリカン」って何？

A 体内にある糖とタンパク質が結びついた保水物質。関節軟骨の成分の1つです。

悪い行動サイクル

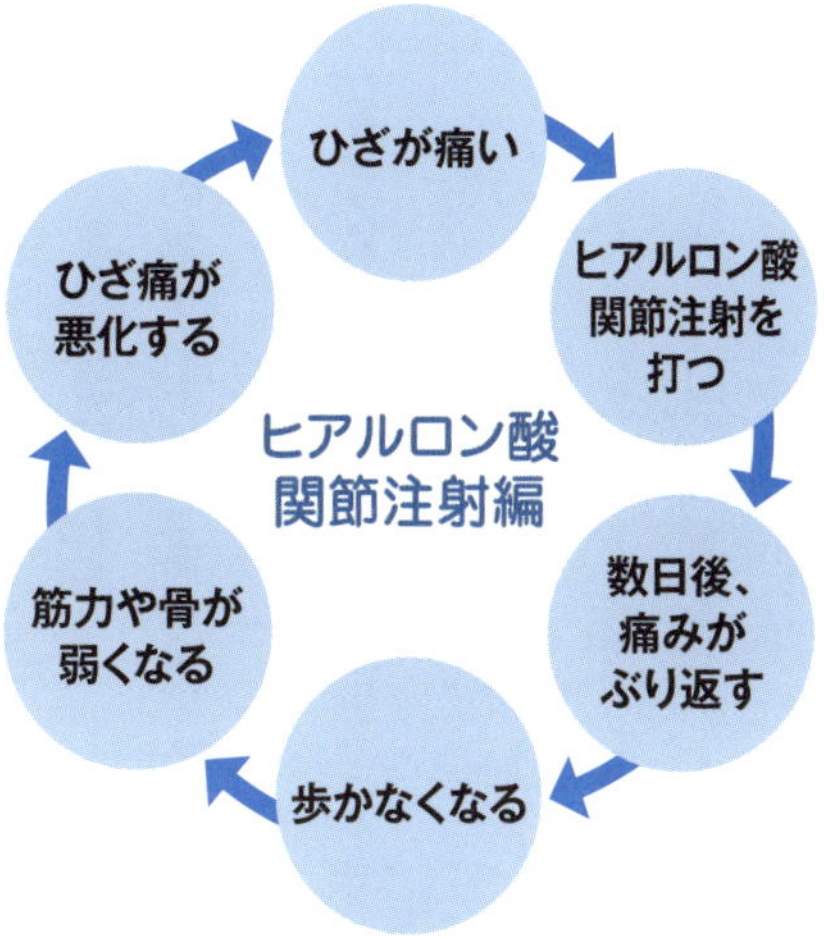
ひざが痛い
ヒアルロン酸関節注射を打つ
数日後、痛みがぶり返す
歩かなくなる
筋力や骨が弱くなる
ひざ痛が悪化する
ヒアルロン酸関節注射編

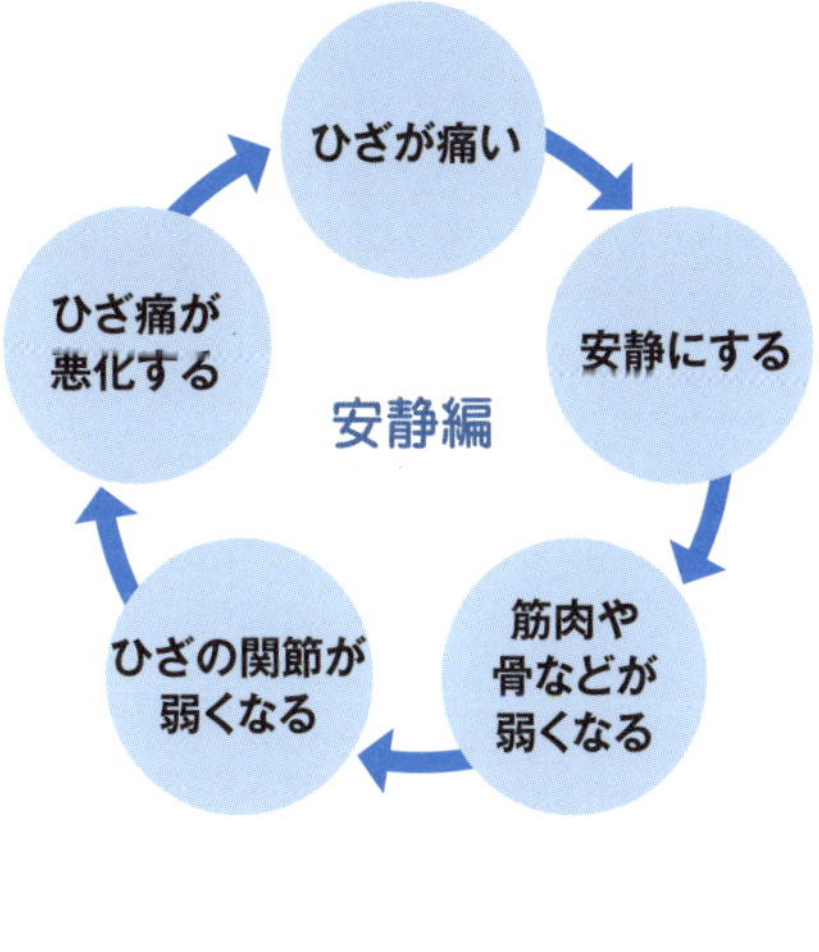
ひざが痛い
安静にする
筋肉や骨などが弱くなる
ひざの関節が弱くなる
ひざ痛が悪化する
安静編

先に、痛みをなくすには、**痛みをもたらず炎症性サイトカインを減らすことが重要だといいましたが、運動することでそれが減るのです。それだけでなく、痛みを抑える物質も出て、組織を強くする物質まで出ています。**まさに、運動療法は一石三鳥といえます。

ただ、**ここでのポイントは、"あくまでもゆっくり行うこと"です。**激しく動かした場合、逆に炎症性サイトカインが増えることが明らかになっています。**「ゆっくり運動」**が重要だということを、忘れないでください。

良い行動サイクルのパターンでひざ痛が根治する

ひざ痛が治らない人は、図（31頁参照）のような悪い行動サイクルに陥っています。ヒアルロン酸関節注射を打ってもいたちごっこになり、安静にすると筋力や骨が衰えて、ますます悪化の一途をたどっているのです。

私がこれまでみてきたひざ痛が治らない患者さんは、すべてこの行動パターンに陥っていました。

この**悪い行動サイクルを良い行動サイクルに変える方法が、運動療法なのです。**

すなわち、「ひざが痛い」→「運動療法を行う」→「痛みが少なくなる」→「活動量が増える」→「筋肉や関節が強くなる」→「痛みがさらに減る」というパターンです。

ひざ痛が治る人はすべてこのパターンをたどっています。良い行動サイクルに変えることが、ひざ痛を治す最大のコツです。

良い行動サイクル

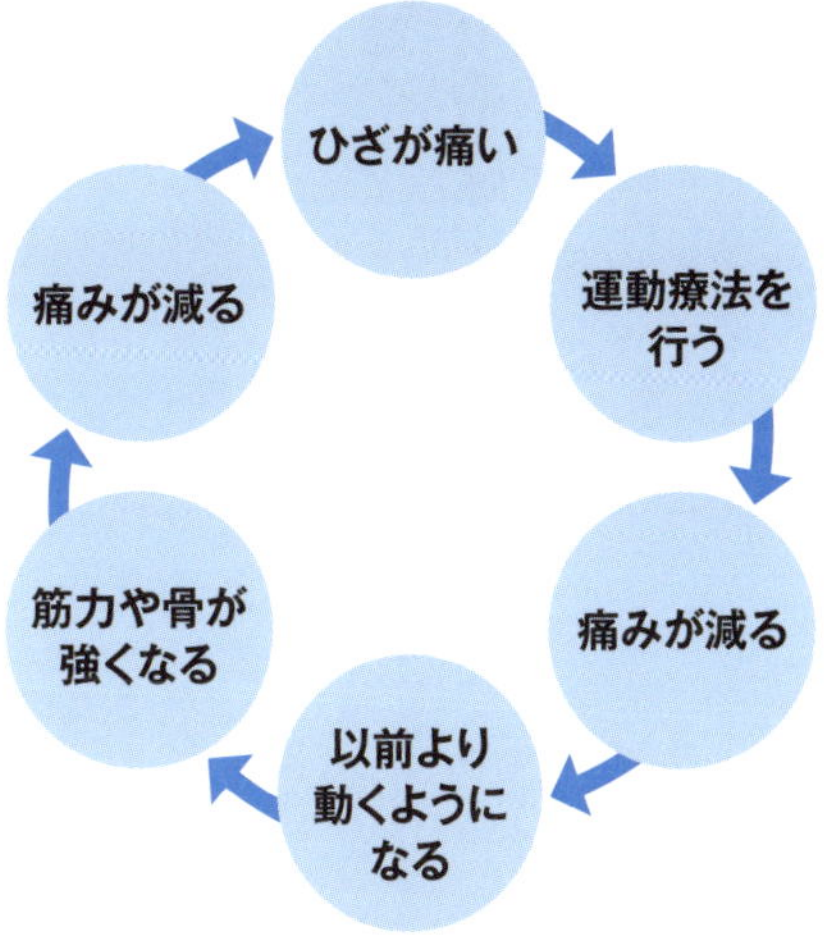

ひざが痛い
運動療法を行う
痛みが減る
以前より動くようになる
筋力や骨が強くなる
痛みが減る

ひざを使うほど軟骨がすり減るわけではない

しかし、中にはこう思う人もいるでしょう。

「ひざを使いすぎると逆によくないのでは」

誤解している人が多いのですが、軟骨は使えば使うほどすり減るわけではありません。これについてはさまざまな研究が行われており、通常の人と、ひざをよく使ってきたマラソンやサッカー経験者などと、**変形性ひざ関節症になる割合を比較したところ、両者に差はありませんでした。**

軟骨は、使うほど減るわけではありません。それよりも、使わないことによるデメリットを考えるべきです。ひざを積極的にゆっくり動かすことが、ひざ痛から解放される道なのです。

「ひざの使いすぎ＝ひざ痛」は迷信

「テニスひじ」「野球ひじ」のように、関節は使いすぎると痛めるイメージがありますが、サッカーやマラソン経験者にひざ痛が多いというデータはなく、心配しすぎる必要はありません。

ひざ痛の多くの人は通院しているのに治らない
その理由は間違った治療方法にあり！

病院で受けている治療方法が間違っている

私が勤務している病院には、ひざ痛を抱えた患者さんが毎日のように数多くやってきます。

「ひざが痛いから、歩くのが辛い」
「痛みから解放されたい」
「買い物に行くのも大変で、家族に迷惑をかけている」
「昔のように普通の生活がしたい」

など、さまざまなことを訴えてきます。

そこで私が、「これまでは治療を受けてきたのですか？」と聞くと、ほとんどの方がこう答えます。

「ずっと、病院に通っていました」

聞けば、数か月、半年、1年、長い人になると5年以上も通っている方もいます。

長い期間、病院に通っていても治らない――。

ここに、日本の、ひざ痛治療の大きな問題があるのです。

治療方法がない病気であれば、通ってもなかなかよくならないのはわかります。しかし、治療方法があるのにもかかわらず、病院に通っているのによくならないというのは、何かがおかしいといえます。なぜこうした不可解なことが起こっているのでしょうか。

その理由を一言でいうと、**病院で受けている治療方法が間違っているからです。**本来行うべき治療ではない治療が行われているために、いくら長く通っても治らないのです。

日本で行われている治療方法を検証

現在、日本のひざ痛治療では、いくつかの治療方法が行われています。代表的なものは、鎮痛薬、ヒアルロン酸関節注射、水抜き、装具療法、電気などの物理療法です。しかし、これらの治療は、決しておすすめできるものではありません。その理由を次にお話しいたします。

①鎮痛薬

日本の医療機関に行くと、ひざ痛の場合、まず処方されるのが鎮痛薬です。その名の通り痛みを抑える薬ですが、**ひざの痛みを抑えるものの、痛みの原因を治してくれるわけではありません。**その痛みも、一時的に抑えてくれるだけであって、その効果は長くて1日です。そして、**問題なのは、副作用があることです。**

非ステロイド系抗炎症薬（NSAIDs《エヌセイズ》）と呼ばれる**飲み薬は、**

Q 「鎮痛薬」って何？

A 麻酔薬は感覚をなくすことで痛みを感じさせないようにしますが、鎮痛薬は中枢神経系や末梢神経などに作用して、意識を失うことなく痛みをやわらげることができます。一般的には「痛みどめ」といわれています。

長期間服用すると、胃や腎臓や肝臓、さらには血液を作る機能にも害を与えることがあります。ときには胃に穴が空くこともあり、長期間の服用はできるだけ避けるべきです。

しかし、私が鎮痛薬を一切処方しないかというと、そういうわけではありません。ダラダラと長期間服用させることは決してしませんが、旅行に行きたいときや、大事な集まりがあったりするときは処方します。ただし、**あくまでも一時的**というのがポイントです。

ちなみに鎮痛薬は、飲み薬のほかに、「塗り薬」「湿布薬」「座薬」があります。それぞれのメリット、デメリットを表に書いておきましたが、飲み薬と座薬は強い痛みに効くものの、副作用があります。塗り薬と湿布薬は、飲み薬ほど強い効果はありませんが、その分、副作用も少ないので、長い期間使う場合に向いています。

Q 「非ステロイド系抗炎症薬（NSAIDs）」って何？

A 鎮痛や解熱、抗炎症作用があるステロイド以外の薬剤のこと。アスピリンやインドメタシンなどがよく知られています。副作用に、胃腸障害（腹痛、吐き気、食欲不振、消化性潰瘍）や、腎機能障害（尿量の減少、むくみ、発疹、体のだるさ）、肝臓障害などがあります。

②ヒアルロン酸関節注射

前述（19頁参照）のように、ひざの関節の中には関節液があります。ヌルヌルした液体で、これによって、関節がなめらかに動くようにしたり、

鎮痛薬の種類別メリット・デメリット

飲み薬	○	強い痛みに効き、効果も早い 慢性期にも使える
	×	胃腸障害のほか、服用で肝臓・腎臓障害が出ることがある
塗り薬	○	副作用が少ないので長期間使用できる
	×	まれにアレルギー反応やかぶれ、かゆみが出ることがある
湿布薬	○	副作用が少ないので長期間使用できる
	×	まれにアレルギー反応やかぶれ、かゆみが出ることがある
座薬	○	強い痛みに効き、即効性があるのですぐに痛みがとれる
	×	飲み薬と同様に、胃や肝臓や腎臓の障害が出ることがある

クッションの役目をして衝撃をやわらげたり、さらには、ひざ関節に栄養を届ける役目もしています。この関節液の主な成分が、先に紹介したヒアルロン酸です（28頁参照）。関節液だけでなく、関節軟骨にもあります。

お伝えしたように、ヒアルロン酸関節注射は、痛みがとれるのが一時的です。**数日するとすぐにまた痛みがぶり返してくるため、何度もヒアルロン酸を注射しなくてはなりません。**そのために、結果として何年も病院通いを続けなくてはなりません。そして問題は、**ヒアルロン酸を打ち続けることで、ひざがさらに悪化する可能性がある**ことです。

まれに、感染症や関節内出血といった重い副作用が起こることがあります。

ひざ痛が重症の患者さんに対しては、ひざ関節の表面を取り除いて、そこに人工の関節を取り付ける人工ひざ関節QA置換術というものが行われます。そうした患者さんたちの多くは、手術までに50～100本ものヒアルロン酸を打っています。それによって**だましだましひざを使って**

Q 「人工ひざ関節置換術」って何？

A さまざまな治療方法を試してもひざ痛が治らないときに行われる手術です。関節部分の骨の表面を削り、そこに金属や強化プラスチックなどでできた人工の関節をつけるもので、日本では年間8万件ほども手術が行われています。痛みがきれいになくなるのが最大のメリットです。

きたわけですが、これこそが悪化をまねいている原因だと私は考えています。

人はひざが痛いと、できるだけひざを動かそうとしません。ところが、痛みがないとひざ痛がなかったときと同じようにひざを動かすことになります。年をとってくると、関節の表面の軟骨が削れて薄くなったりしますが、そのような状態の**関節を動かし続けることで大きな負担がかかり、削れた軟骨がさらに削れて、変形が進んでしまうという悪循環になっている**と考えています。

欧米ではヒアルロン酸関節注射はほとんど行われておらず、私も1980年代後半を最後に、ヒアルロン酸関節注射は一切行っていません。

③水抜き

ヒアルロン酸関節注射と一緒によく行われる処置が水抜きです。水抜きとは、関節にたまった関節液を抜きとることです。

もう一度確認しよう

鎮痛薬を使ってもいいとき

旅行に行きたいときや、子どもの結婚式など大事な集まりがあるときは、一時的に鎮痛薬を使っても問題ありません。

関節の軟骨の表面が削れたりして炎症が起こると、削れた細かい摩耗物質を異物ととらえ、これに反応して炎症性サイトカインが出てくることで、炎症を引き起こして痛みが生じます。炎症が起きると関節液も増えることがあります。

水がよくたまる場所は、ひざの上の部分と後ろの部分で、片方のひざにだけたまっている場合、水がたまっていない方の脚と比較すると、太さがまったく違い、別の脚かと思うほどパンパンに膨らんでしまいます。正式には関節水腫《すいしゅ》（関節水症）QA といいます。見た目もよくないため、水抜きをしたくなるのはわからないでもありません。

ただ、水抜きをしてもひざ痛が消えるわけではありません。水がたまると可動域が狭くなってひざが動かしにくくなるので、水を抜くとひざが動かしやすくなります。しかし、**大元の炎症が治ったわけではないので、しばらくするとまた水がたまってきて、ヒアルロン酸関節注射と同じく、いたちごっこになってしまいます。**

Q 「関節水腫（関節水症）」って何？

A 関節液は関節をスムーズに動かすのにとても重要なものですが、それが必要以上に関節にたまってしまうことをさします。人によってはパンパンに腫れてしまうこともあります。原因によって、外傷性、結核性、リウマチ性、梅毒性、化膿性などに分類されます。

私が水抜きをおすすめしない理由は、関節への注射に2つの問題があるためです。1つ目は、水抜きはなんら根本的な治療ではなく、単なるその場しのぎに過ぎないということ。2つ目は、**注射という行為は感染症の危険がつきまとうこと。つまり、細菌が関節の中に入り込んでしまうのです。**

確率的にはそれほど高くはありませんが、私が勤務する病院にもときどきひざに感染症を起こした患者さんがやってきます。細菌感染なので痛みや熱が出てしまい、多くの場合、手術が必要になります。手術のリスクとして、後遺症が残って歩行障害が起きることがあります。そのようなリスクを考慮し、ヒアルロン酸関節注射と同様、私は水抜きを行っていません。

「脚はパンパンのままでいいのですか？」という声が出そうですが、実は運動によって炎症は改善され、その結果、関節液の出る量も通常に戻るので、**運動をすれば水抜きの必要性もなくなるのです。**

もう一度確認しよう

なぜ水抜きがよくないの？

①治療になっていません。
②感染症にかかるおそれがあります。感染症にかかると多くは手術となり、後遺症で歩くのが不自由になります。

④装具療法

装具療法とは、文字通り、ひざの部分に装具をつけることです。ひざ痛になる方の多くはO脚なのですが、それを治すために、「ブレース」と呼ばれる装具をつけます。脚の長さや太さは人によって違うため、オーダーメイドによって作られます。

O脚の場合、ひざが外側に反っている状態になるので、ひざの内側部分に負荷がかかり、長い年月同じところに負荷がかかり続けることで関節軟骨がすり減ってしまい、ひざ痛になるのです。そこで、外側に反らないようにするのがブレースという装具です。

しかし、ブレースを装着しても、変形を治すことができません。また、ひざにかかる力を支えるために、非常に頑丈に作られているので、重くて動きにくくなり、支柱などが当たって、かえって傷ができたりして長く装着することができないデメリットがあります。そのため、装具療法は

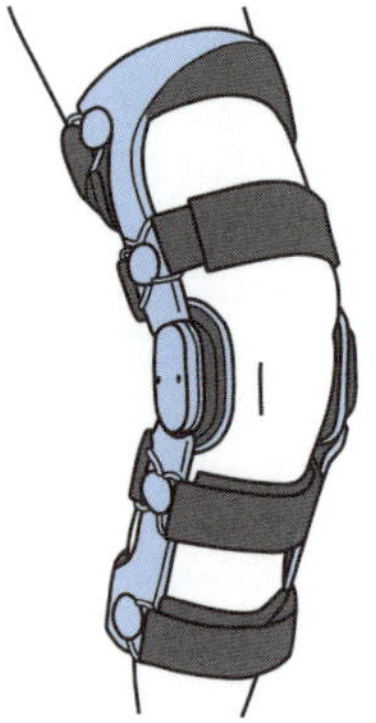

ブレース

主に強化プラスチックでできていて、頑丈な作りになっている。

現在ではほとんど行われず、「過去の治療法」になっています。

⑤電気などの物理療法

ひざ痛で病院などの医療機関に行くと、施設によっては電気などの物理療法を行うことがあります。これは赤外線やレーザーを当てる光線療法のほか、超音波やマイクロ波を当てるものもあります。

どの方法にもに共通するのは、ひざを温めることを目的にしている点です。温めること自体はひざにはよいことなのですが、**そもそもこのような治療自体が対症療法であるため、ほとんど行われなくなってきています。**

診療報酬点数が高い治療が行われる傾向にある

鎮痛薬、ヒアルロン酸関節注射、水抜きなどをそれぞれ検証してきま

もう一度確認しよう

装具療法 メリット・デメリット

○ひざを支えてくれるので楽になる。

×重いので動きづらくなり、長期装着が難しい。

日本で行われるひざ痛の治療方法

鎮痛薬	一時的に痛みを抑えてくれるが、長期間服用すると副作用が出ることがある。
ヒアルロン酸関節注射	一時的に痛みはやわらぐが、数日でぶり返してしまう。ひざ痛をさらに悪化させる可能性もある。
水抜き	可動域は少し広がるが、またすぐに水がたまってしまう。治療にはならず、感染症の危険もある。
装具療法	メリットはほとんどない。
電気などの物理療法	ひざを温めることはいいことだが、効果は一時的。

したが、**なぜ日本ではこのような治療が行われてきたのか。**その背景には、私の経験から考えるに、**診療報酬点数**(Q/A)**が関係しているとみています。**

診療報酬とは、医療保険から医療機関に支払われる治療費のことで、医療行為にそれぞれ点数がついています。基本的

Q 「診療報酬点数」って何？

A 診療報酬点数は手術や薬だけでなく、初診料、再診料などのほか、検査、リハビリテーション、入院料などにもつきます。１点10円で、国が作った「診療報酬点数表」に点数が記されています。

に、治療であれば難易度が高いほど診療報酬点数も高くなります。手術はもちろん、鎮痛薬などの薬物療法でもそれなりの点数がもらえます。

一方、運動療法や日常の生活指導は点数がつきません。つまりもうからないのです。そのため、運動療法をあまりすすめたがらず、点数の高い治療方法を続けていると考えています。

ひざ痛根治の方法として手術などの方法もありますが、その前に、自分自身でひざ痛を治す道があることを、改めて強調したいと思います。

コラム

ロコモ予防にも運動は重要

生活不活発病（廃用症候群）に似たものに、「ロコモティブシンドローム（略称：ロコモ、和名:運動器症候群）」があります。「ロコモティブ」とは「運動の」という意味です。

ロコモは、骨、筋肉、関節、軟骨、椎間板などの運動器のいずれか、あるいは複数に障害が起こって、「立つ」「歩く」といった機能が低下している状態をいいます。これは、2007年に日本整形外科学会が超高齢社会の日本の未来を見据えて提唱した概念です。

「高齢による衰弱」「骨折・転倒」「関節疾患」の3つで、介護の原因の3分の1以上を占めており、このことからも、運動器の働きが日常生活の自立に欠かせないことがわかります。ロコモの予防で大事なのは、運動習慣とバランスのよい食事です。日本整形外科学会では「ロコトレ」と称し、片脚立ちとスクワットの2つの運動を推奨しています。

2章

「ひざ痛根治運動」を始めてみましょう

運動療法を始める前にあなたの痛みの状態をチェック！

ひざの違和感は、変形性ひざ関節症の疑いあり

誰でも一度はひざの痛みは経験するものです。そのため、一時的なものと考えて、医療機関に行かずに放っておく人も多くいます。放っておいてそのまま痛みが治まれば問題ありませんが、痛みが続く場合は、変形性ひざ関節症の疑いがあります。

少しでも違和感のある人は、次のリストでチェックしてください。1つでも当てはまるものがあったら、変形性ひざ関節症の疑いがあります。ぜひ本書の運動療法を実践してみてください。

ひざ痛チェックリスト

- □ ひざがこわばった感じがする
- □ 正座やあぐらをかくとひざが痛む
- □ イスから立ち上がるときにひざが痛む
- □ 長い間座っているとひざが痛む
- □ 体を動かすときにひざが痛む
- □ 歩いた後にひざに痛みが出る
- □ 階段の昇り降りをするとひざが痛む
- □ ひざの曲げ伸ばしがきつい
- □ ひざに腫れがみられる
- □ ひざが痛くて歩くのが大変

1つでも当てはまるものがあったら、
変形性ひざ関節症の疑いがあります。

いつまでも治らないひざ痛はひざ根治運動で自分で治せる！

ひざ痛根治運動は、誰でもいつでも痛みがあってもできる

ひざ痛を自分で治せる運動療法が、私の開発した「ひざ痛根治運動」です。

「運動」というと、エアロビクスQAのようなものを想像する人もいると思いますが、決してエアロビクスや筋トレのような激しい運動ではなく、誰にでもできるとっても簡単な運動です。

内容も非常にシンプルです。「くつ下体操」と、3種類の「筋肉体操（脚

Q 「エアロビクス」って何？

A 「エアロビクス」とは英語で、有酸素のことです。そのため、有酸素運動は「エアロビクス」ともいわれますが、「ダンス」が省略されて使われることが多くなっています。

上げ体操、横上げ体操、ボール体操）」のみです。ダンベルのような特別な道具も必要なく、使うのはボール１つだけ。ボールがなければ座布団などで代用できます。このように簡単かつ内容もシンプルなひざ痛根治運動は、次のような特徴があります。

①誰にでもできる

ひざの痛みが強いと、運動をするのが難しくなってきますが、脚を10㎝だけ動かすだけなど、動作に近い運動なので、痛みや腫れがあってもできます。

②いつでもできる

本格的な筋トレや水泳などを行う場合、ジムやプールのある施設まで足を運ばないといけませんが、ひざ痛根治運動は、すべて床やイスに座ったり、床に横になったりするだけなので、リビングや寝室など、自宅に

「ひざ痛根治運動」とは

「くつ下体操」
＋
「3種類の筋肉体操」
これを1週間続けるだけで

ひざの痛みがやわらぐ！

いながらにしてできます。

③お金がかからない

必要となるのはボール1個だけで、ホームセンターなどで千円前後で買えます。それ以外に購入するものはありません。家に座布団があれば、ボールの代用になります。薬物療法やヒアルロン酸関節注射などと比べても、格段に安い金額で済み、かつ確かな効果が得られます。

よいことばかりを並べましたが、この**ひざ痛根治運動で大事なのは、継続するということ**です。1日に朝と晩（あるいは午後）に行うだけですが、たったそれだけで1週間もすれば痛みがやわらいでいることを実感できます。運動をさらに続けていけば、1か月、3か月、半年もすると、痛みはどんどん減っていくはずです。

ひざ痛が消えるだけでなく、再発も防いでくれる

ひざ痛根治運動のメリットは、ひざ痛が消えるだけでなく、運動を継続することにより、再発も防止してくれる点です。

ひざ痛根治運動の実践段階は、大きく「最初の数週間」と「1か月以降」の2段階に分かれます。

第1段階では、1週間も実践すると痛みがやわらいできます。痛みがやわらいだ大きな原因は、**痛みをもたらす物質である炎症性サイトカインが減ったことです。**

第2段階として、1か月以降もひざ痛根治運動を続けていると、ひざ関節の靱帯や関節軟骨、骨などが強くなってきます。また、運動を続けることで、ももの筋肉などが強化され、関節を守ってくれるようになります。その結果、再発しなくなるのです。

それに加え、関節にある関節液が、関節軟骨に酸素や栄養を与えて

「ひざ痛根治運動」の2段階

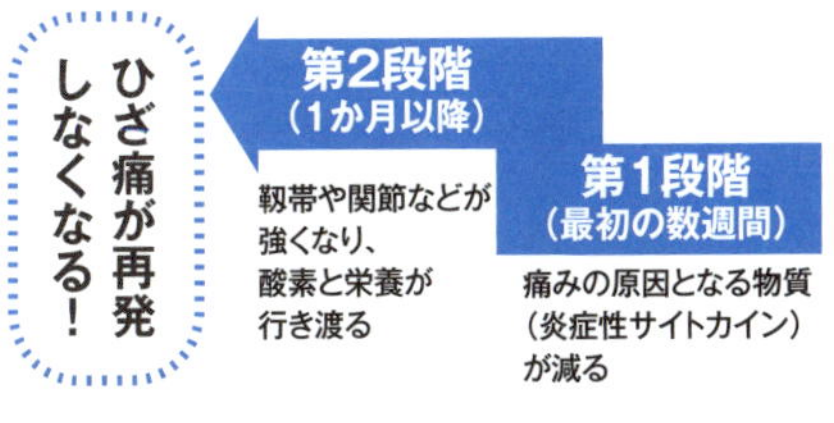
第1段階
（最初の数週間）
痛みの原因となる物質（炎症性サイトカイン）が減る
第2段階
（1か月以降）
靱帯や関節などが強くなり、酸素と栄養が行き渡る
ひざ痛が再発しなくなる！

新陳代謝を促し、常にいい状態を保とうとするようになることも、要因の1つです。つまり、関節が動くことによって関節液が以前よりも関節軟骨の中に入り込むことができるようになり、酸素と栄養が行き渡り、関節軟骨の新陳代謝が促されて、再発しなくなるわけです。

整理すると、痛みの原因となる物質が減って痛みが減るのが第1段階。さらに運動を続けると、靭帯や関節などが強くなり、酸素と栄養が行き渡るのが第2段階。この2段階の働きによって、ひざ痛が再発しなくなるのです。

Q 「新陳代謝」って何？

A 生命維持に必要なものを体に取り入れて、古くなったものを外に出すことです。たとえば、日焼けしてシミができたとします。新陳代謝が活発に行われていれば、すぐに回復してシミは残りにくくなります。しかし、新陳代謝が低下すると、元に戻らずにシミとして残ったりします。

コラム

変形性ひざ関節症患者機能評価尺度（JKOM）

日本整形外科学会では、ひざの状態を詳しく知るために、「変形性ひざ関節症患者機能評価尺度(JKOM)」という質問表を作っています。この質問に答えていくことで、自分のひざの状態がどの程度なのかがわかります。

質問は、「ひざの痛みの程度」「ひざの痛みやこわばり」「日常生活の状態」「普段の活動など」「健康状態について」の大きく5つに分かれ、全部で 25 の質問に答えていきます。

その合計点によってひざの状態を判定することができます。点数が高い人はひざの状態が悪いといえます。インターネットで「変形性ひざ関節症患者機能評価尺度　JKOM」と検索すれば質問票が出てくると思います。

自分のひざの状態をもっと詳しく知りたいという人は、ぜひこの質問表を活用してみてください。

始めてみましょう！
誰でもできるひざ痛根治運動

ひざ痛がすっきり治るおすすめのコースを紹介

ひざ痛とサヨナラするために、さっそくひざ痛根治運動をやってみましょう。

ひざ痛根治運動は、「くつ下体操」と3種類の「筋肉体操」だけです。これを毎日行うだけでひざの痛みがなくなっていきます。これだけでも十分な効果がありますが、さらに最短でひざ痛がよくなるために、私は1つのコースをおすすめしています。

まず最初にひざ痛根治運動を行います。次にお風呂に入って温めます

（温熱療法）。ひざが温まってやわらかくなったら、お風呂でストレッチングをします。お風呂から出たら、痛みのあるひざに塗り薬を塗ります。

ひざ痛根治運動のコツは「ゆっくり」と

ひざ痛根治運動はあるコツがあります。**それは「ゆっくり」行うことです。** ゆっくりと行うことで、滑膜の細胞から分泌する痛みの元となる物質（炎症性サイトカイン）が減るので痛みがやわらぎます（30頁参照）。

変にがんばりすぎて、強かったり速かったりすると、痛みの元となる物質が逆に増えてしまいます。その点に注意して、ひざ痛根治運動に取り組んでください。

おすすめのコース

ひざ痛根治運動

62～73頁参照

今のひざ痛をなくし、さらに再発を防ぐための運動

くつ下体操

＋

3種類の筋肉体操（脚上げ体操、横上げ体操、ボール体操）

↓

温める（温熱療法）

76頁参照

ひざの血行がよくなって新陳代謝がよくなり、痛みがやわらぐ

↓

お風呂でストレッチング

78頁参照

ひざと全身の血行がよくなり、痛みが楽になる

↓

お風呂上りに薬を塗って、マッサージ

79頁参照

自己修復力を促進する

ひざ痛根治運動の内容

ひざ痛根治運動は「くつ下体操」と3種類の「筋肉体操」の、わずか4種類の体操を行うだけです。腰が悪い人向けなどに、代用できる体操もあります。

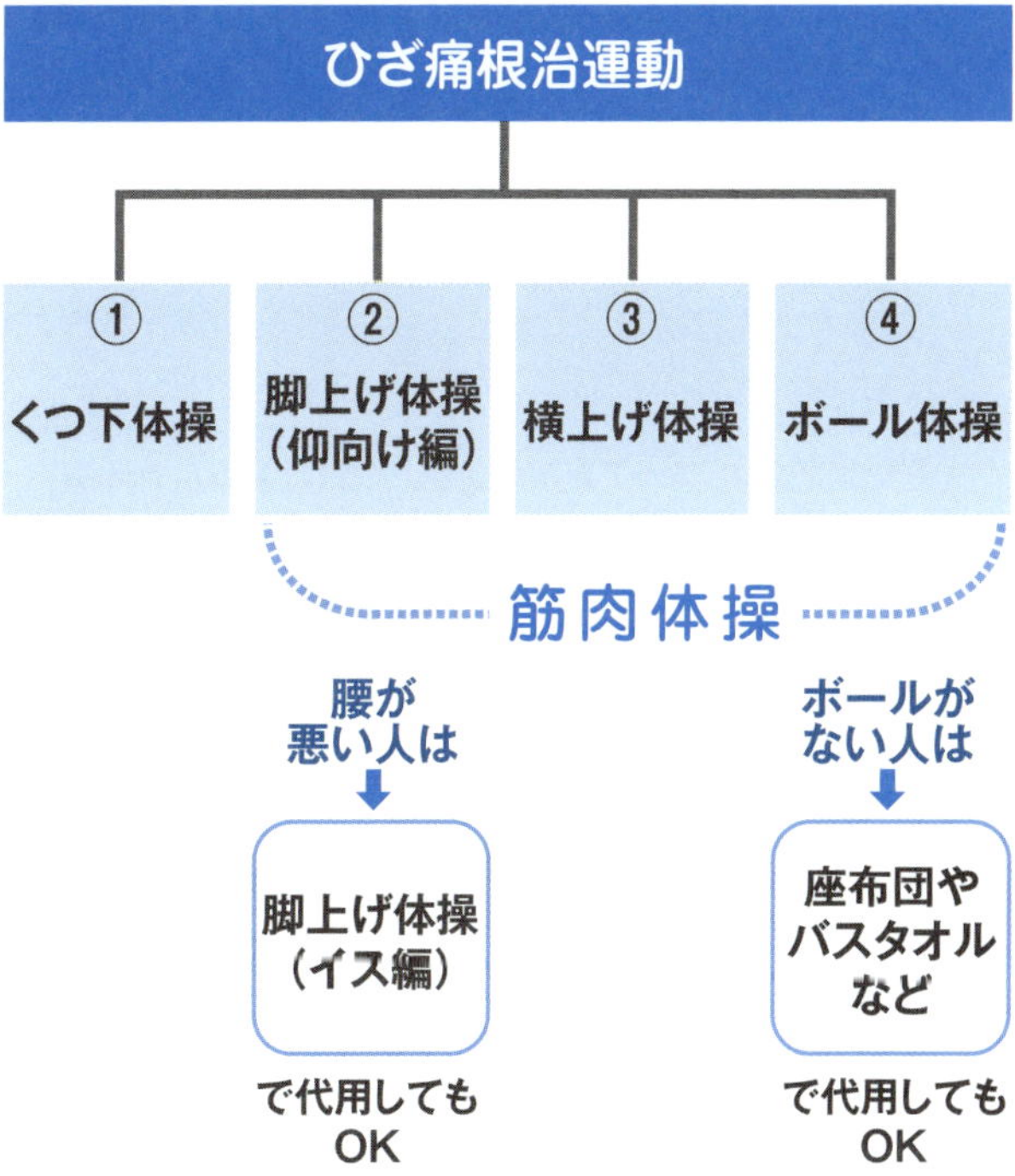

① ひざ痛根治運動1 くつ下体操

どんな体操？

イスに座って、足をゆっくりと前後に動かす体操

体操のポイントは？

ウールや木綿などすべりやすいくつ下をはき、イスに座った場合も、仰向けの場合も、ゆっくりと前後に20cmほど足をすべらせる。

イス編か仰向け編か、どちらかやりやすい方を行ってください。

■くつ下体操（イス編）

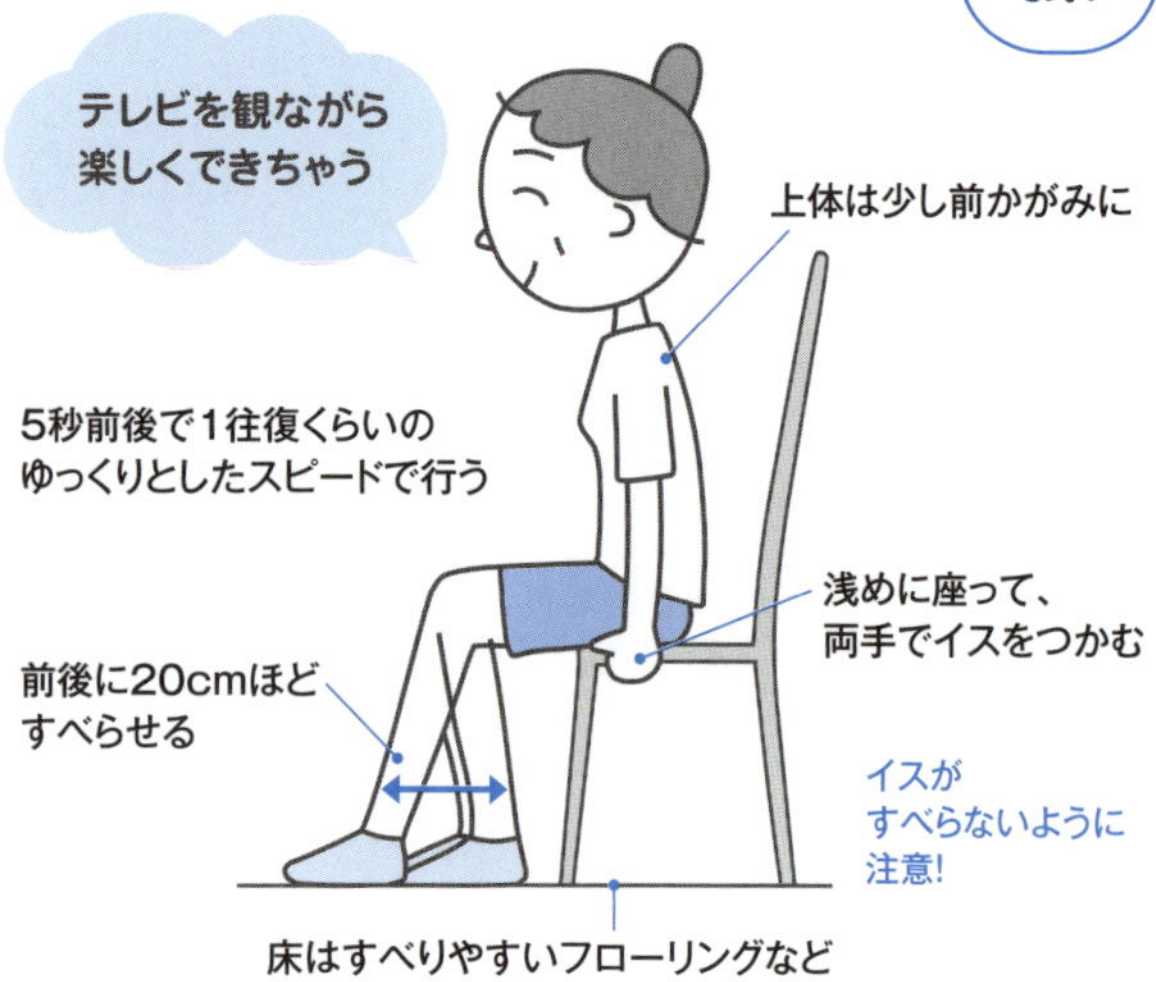

テレビを観ながら楽しくできちゃう
上体は少し前かがみに
5秒前後で1往復くらいのゆっくりとしたスピードで行う
浅めに座って、両手でイスをつかむ
前後に20cmほどすべらせる
イスがすべらないように注意!
床はすべりやすいフローリングなど

回数は？

- 片足20往復ずつ
- 左右交互に３回繰り返す（１セット）
- 朝と晩、各１セット（朝昼晩行ってもOKです）

ちょっとした時間にできる体操

腰かけているときにいつでもできます。食卓などに腰かけて休んでいたり、テレビを観ているときなどでも、足を前後に床の上ですべらせて行ってください。外出したときも、腰かけているちょっとした時間に簡単にできる体操です。

■くつ下体操（仰向け編）

くつ下をはいて床に仰向けに寝る

5秒前後で1往復くらいの
ゆっくりとしたスピードで行う

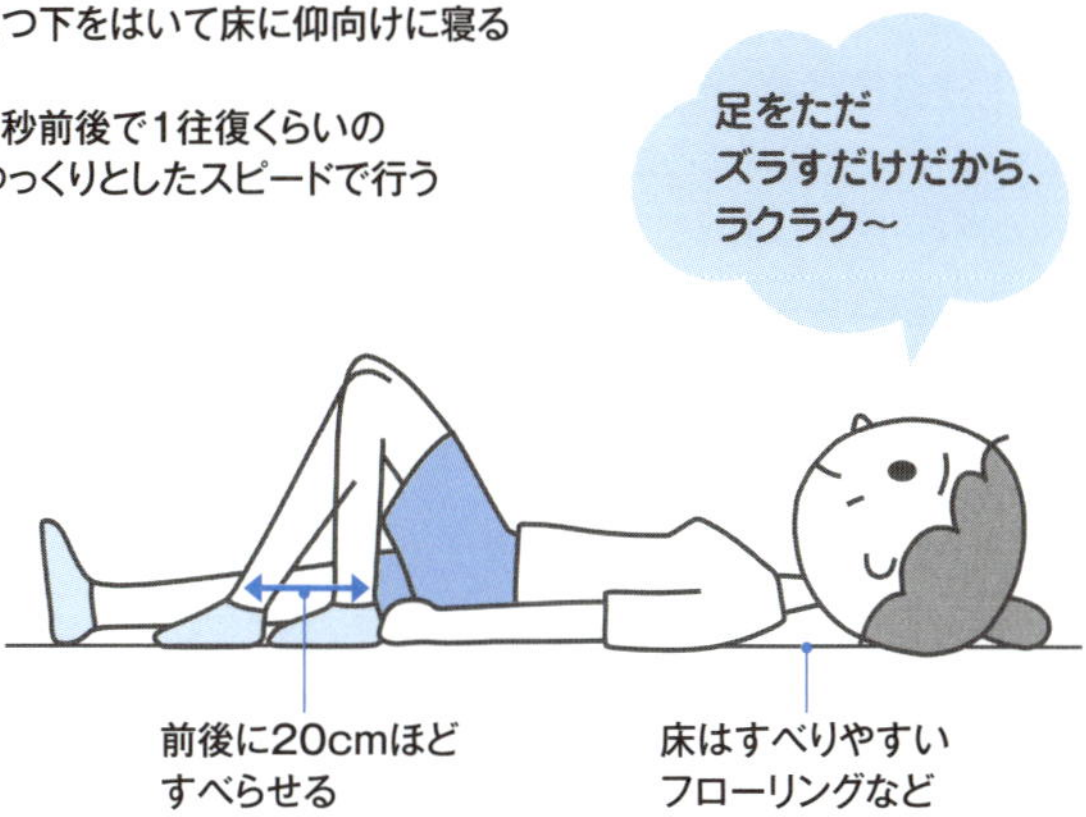
足をただ
ズラすだけだから、
ラクラク～
前後に20cmほど
すべらせる
床はすべりやすい
フローリングなど

どんな体操？

仰向けに寝て、脚を床から10cmのところまでゆっくり上げる体操

体操のポイントは？

- ゆっくりと行います。
- ひざはピンと伸ばした方がよいですが、ひざが痛いときは、少し曲げても構いません。

回数は？

- 片脚20回ずつ
- 両脚で1セット
- 朝と晩、各1セット

重りをつける方法も

脚上げ体操が40回くらいまで楽にできるようになったら、足首に重り（米の入ったビニール袋など）をつけるとさらに効果的です。最初は500gくらいから始めるとよいでしょう。

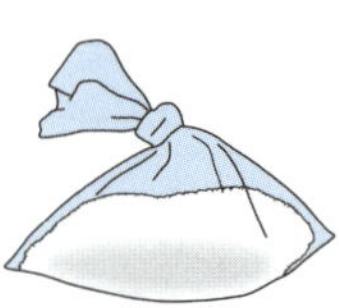

スーパーのレジ袋などに米500gを入れて、持ち手の部分を足首にしばりつけて重りにする

■仰向けになる

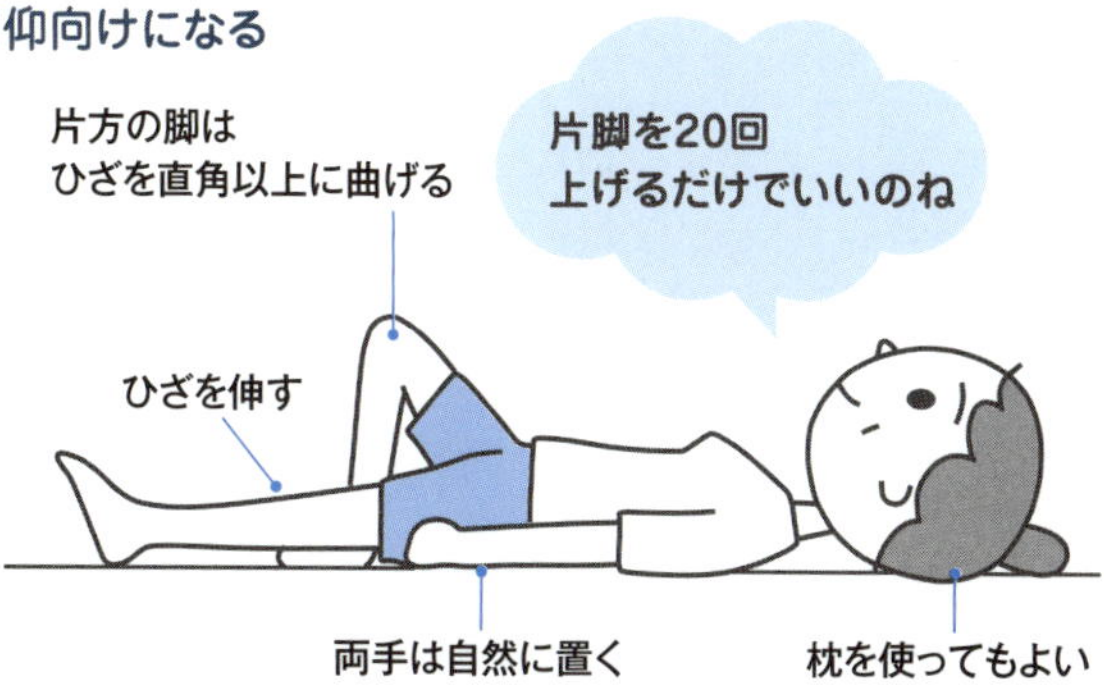
片方の脚は
ひざを直角以上に曲げる
片脚を20回
上げるだけでいいのね
ひざを伸す
両手は自然に置く
枕を使ってもよい

■脚を上げる

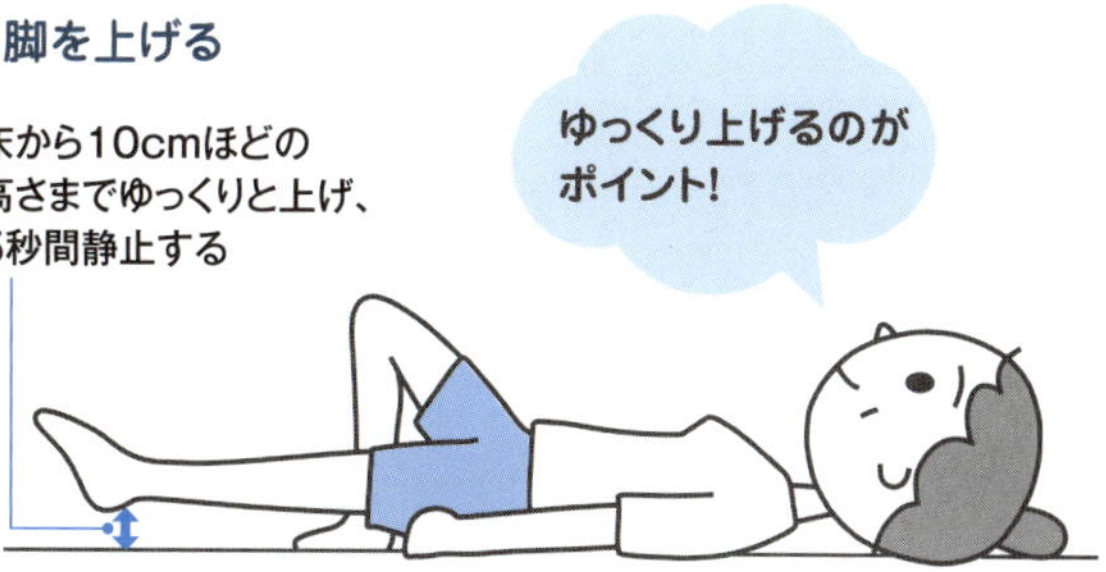
床から10cmほどの
高さまでゆっくりと上げ、
5秒間静止する
ゆっくり上げるのが
ポイント!

2〜3秒休んだら、また脚を上げる
20回まで行ったら、脚を交替して20回まで行う
※腰痛のある人は、次頁のイス編でもOKです

20回がきつい場合は

一度に20回するのがきついという人は、1回を10回にし、右脚10回→左脚10回→右脚10回→左脚10回と小分けにしてやってください。

筋肉体操Ⅰ　脚上げ体操（イス編）

腰痛がある人は、イスに座って行ってもOKです！

どんな体操？

イスに座り、脚を床から10cmのところまでゆっくり上げる体操

体操のポイントは？

- ゆっくりと行います。
- 深く腰かけるとひざが十分伸ばせないので、少し前かがみの姿勢になり、両手でイスの端をつかんで行います。

回数は？

- 片脚20回ずつ
- 両脚で1セット
- 朝と晩、各1セット

重りをつける方法も

脚上げ体操が40回くらいまで楽にできるようになったら、足首に重りをつけるとさらに効果的。
ただし、あまり重すぎないようにし、最初は500gくらいから始めるとよいでしょう。

20回がきつい場合は

一度に20回するのがきついという人は、右脚10回→左脚10回→右脚10回→左脚10回と小分けにしてやってください。

■イスに座る

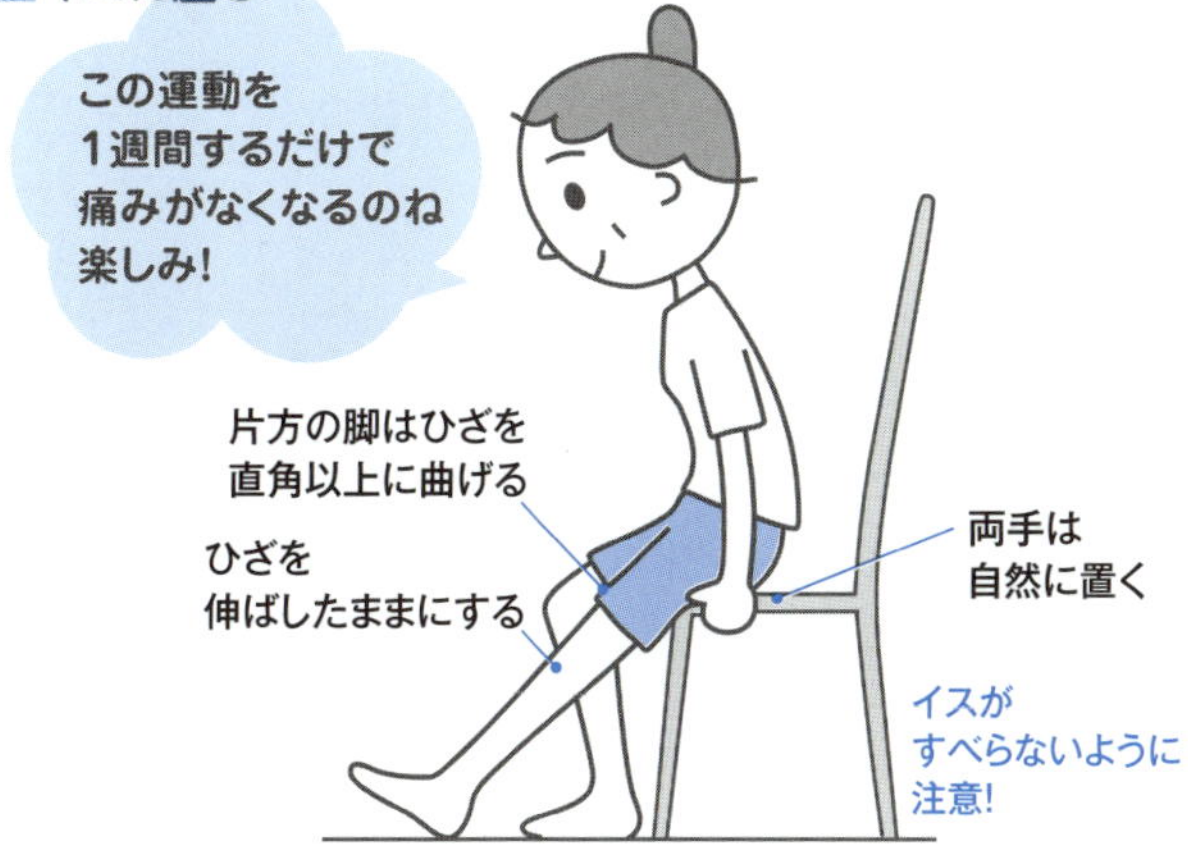

■脚を上げる

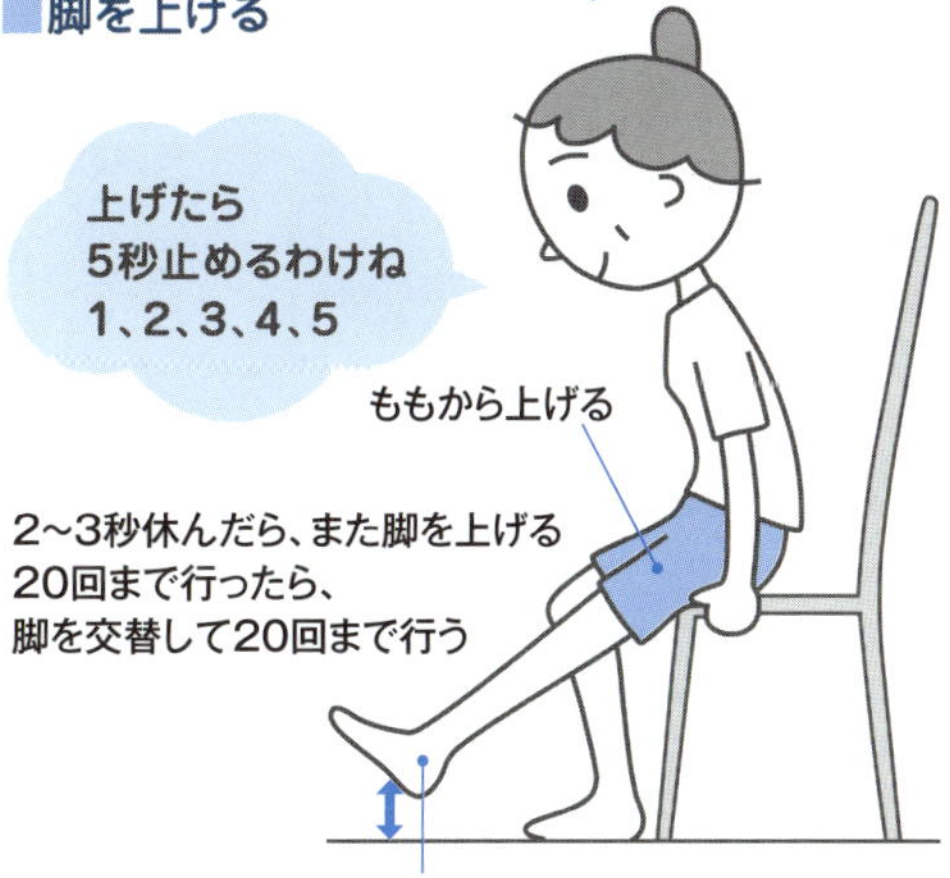

床から10cmほどの高さまでゆっくりと上げ、5秒間静止する

③

ひざ痛根治運動2 筋肉体操Ⅱ 横上げ体操

どんな体操？

横向きに寝て、片脚ずつ脚を上に上げる体操

体操のポイントは？

ひざを伸ばして行うのが基本ですが、ひざが痛い場合は、ひざを少し曲げても構いません。

回数は？

- 片脚20回ずつ
- 両脚で1セット
- 朝と晩、各1セット

やってはいけないこと

脚を上げる際に、上体を起こして行うと腰を痛めやすいので、必ず横に寝て行いましょう。

40回できるようになったら

脚上げが 40 回できるようになったら、回数を増やすのではなく、重りをつけてやってみましょう。
無理はせず、500g くらいから始めましょう。

■横になる

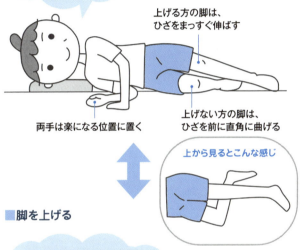

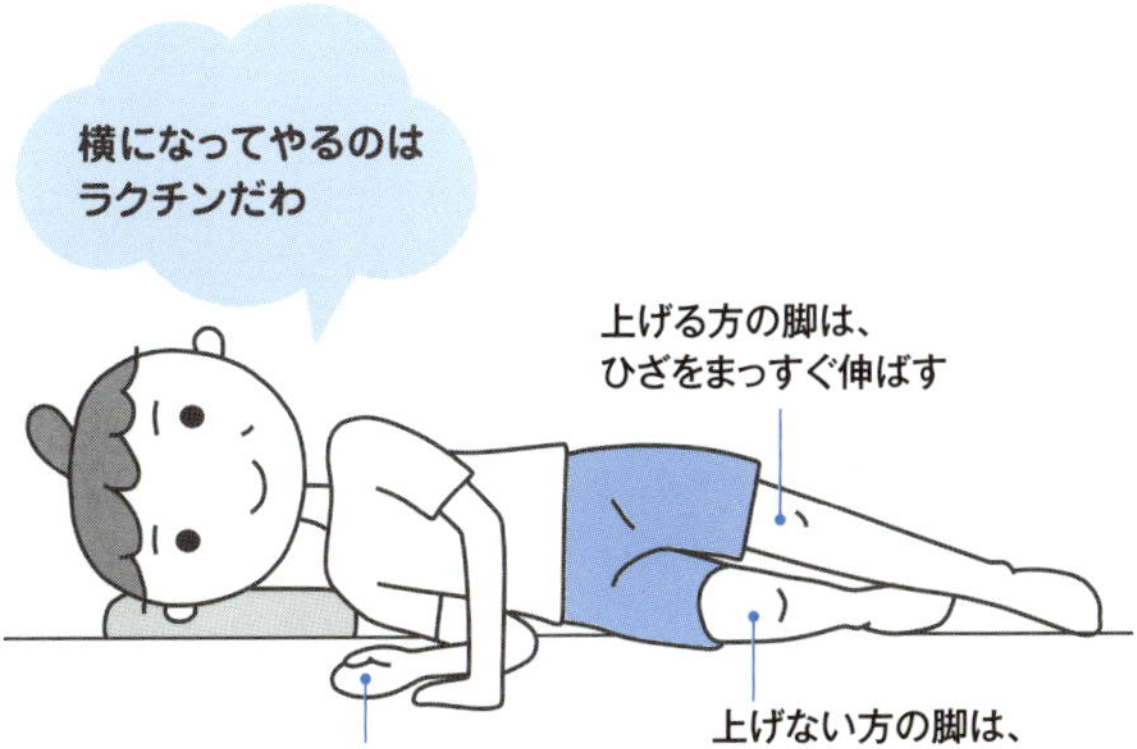
横になってやるのは
ラクチンだわ
上げる方の脚は、
ひざをまっすぐ伸ばす
両手は楽になる位置に置く
上げない方の脚は、
ひざを前に直角に曲げる

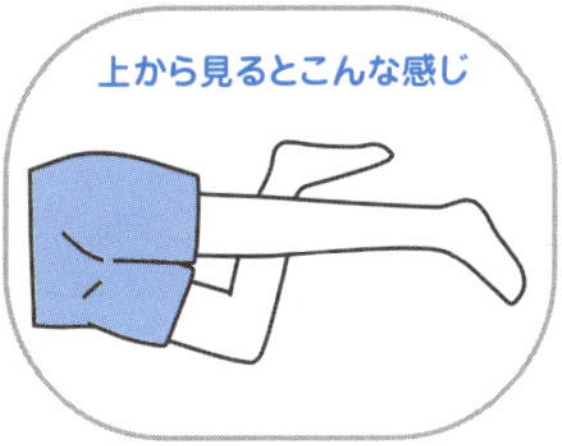
上から見るとこんな感じ

■脚を上げる

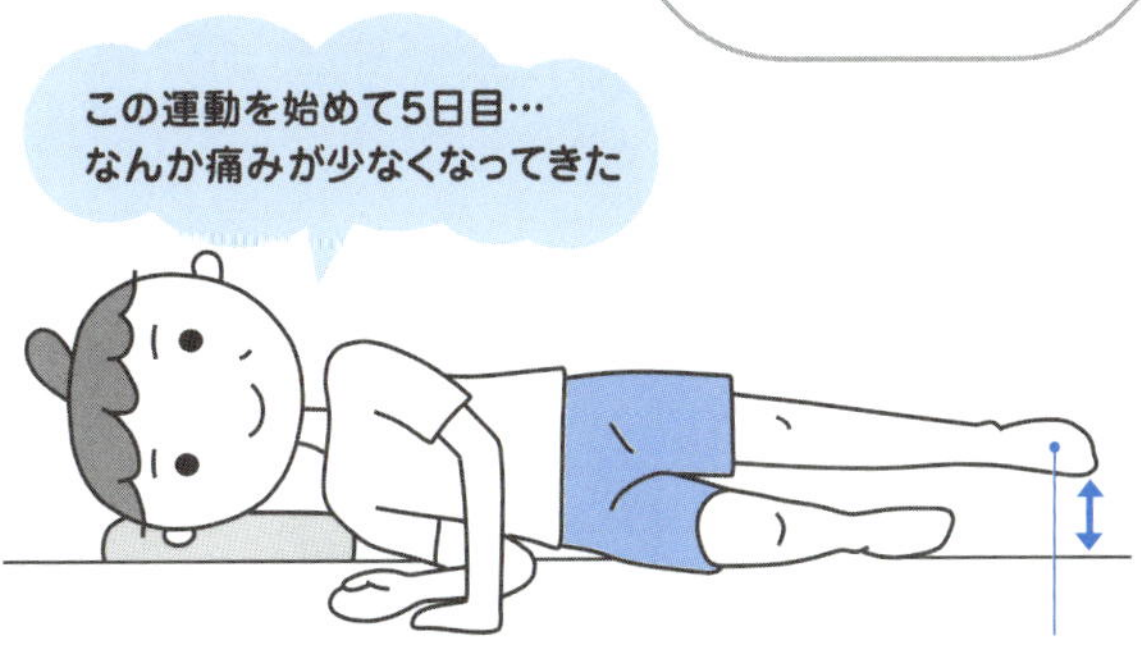
この運動を始めて5日目…
なんか痛みが少なくなってきた
上の脚を床から10cmほどの高さまでゆっくりと上げ、
5秒間静止する。その後、静かに床に下ろす

筋肉体操Ⅲ ボール体操

どんな体操？

ももの内側にボールをはさみ、内側に力を入れる体操

体操のポイントは？

- ひざを曲げすぎないようにします。
- ボールを持ち上げる体操ではなく、ボールをはさんで内側に力を入れる体操です。

回数は？

- 1セット20回
- 朝と晩、各1セット

どんなボールがいいの？

やわらかすぎるとすぐにへこんでしまうので、バレーボールやサッカーボールくらいの硬さと大きさがあるものがベストです。

ボール以外のもので代用できる？

クッションはやわらかすぎるので、硬い枕や、2つ折りにした座布団、バスタオルを丸めて円筒状にしたものが適しています（72頁参照）。

■ボールをはさむ

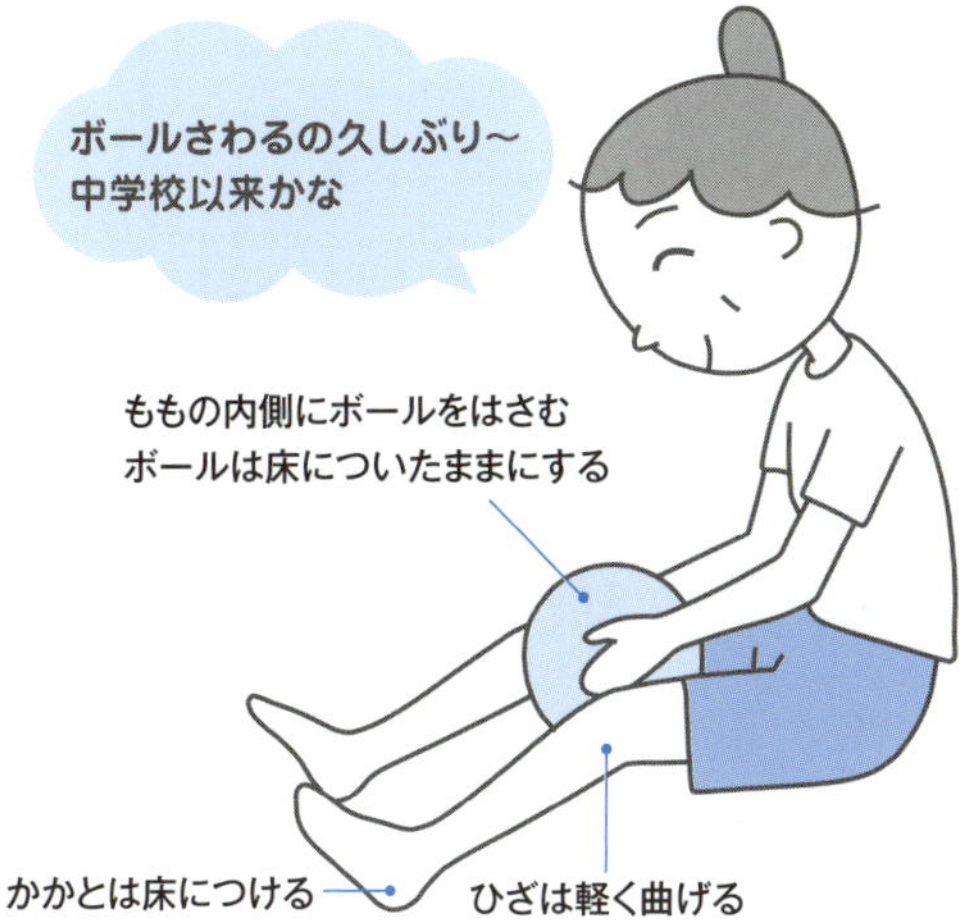

■内側に力を入れる

上から見るとこんな感じ

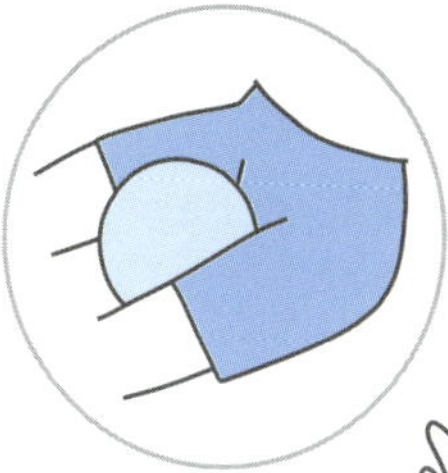

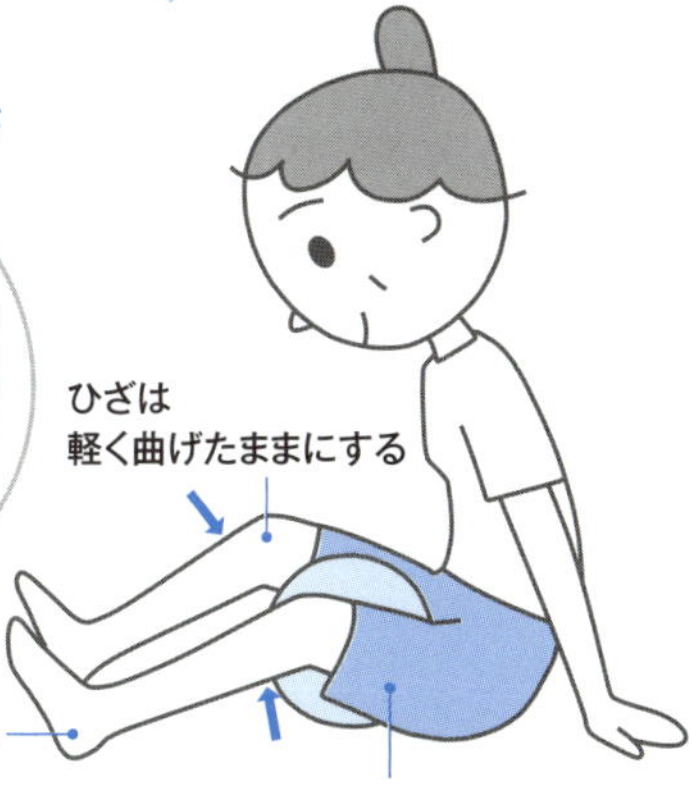

ボール体操の代わりに…
筋肉体操Ⅲ 座布団などで代用編

どんな体操？

ももの内側に座布団（バスタオルでも可）をはさみ、内側に力を入れる体操

体操のポイントは？

- ひざを曲げすぎないようにします。
- 座布団を持ち上げる体操ではなく、座布団をはさんで内側に力を入れる体操です。

回数は？

- 1セット20回
- 朝と晩、各1セット

どんな座布団がいいの？

普通に市販されている座布団で構いませんが、やわらかすぎると軽い力でへこんでしまうので、硬さのあるものを選びましょう。

■座布団をはさむ

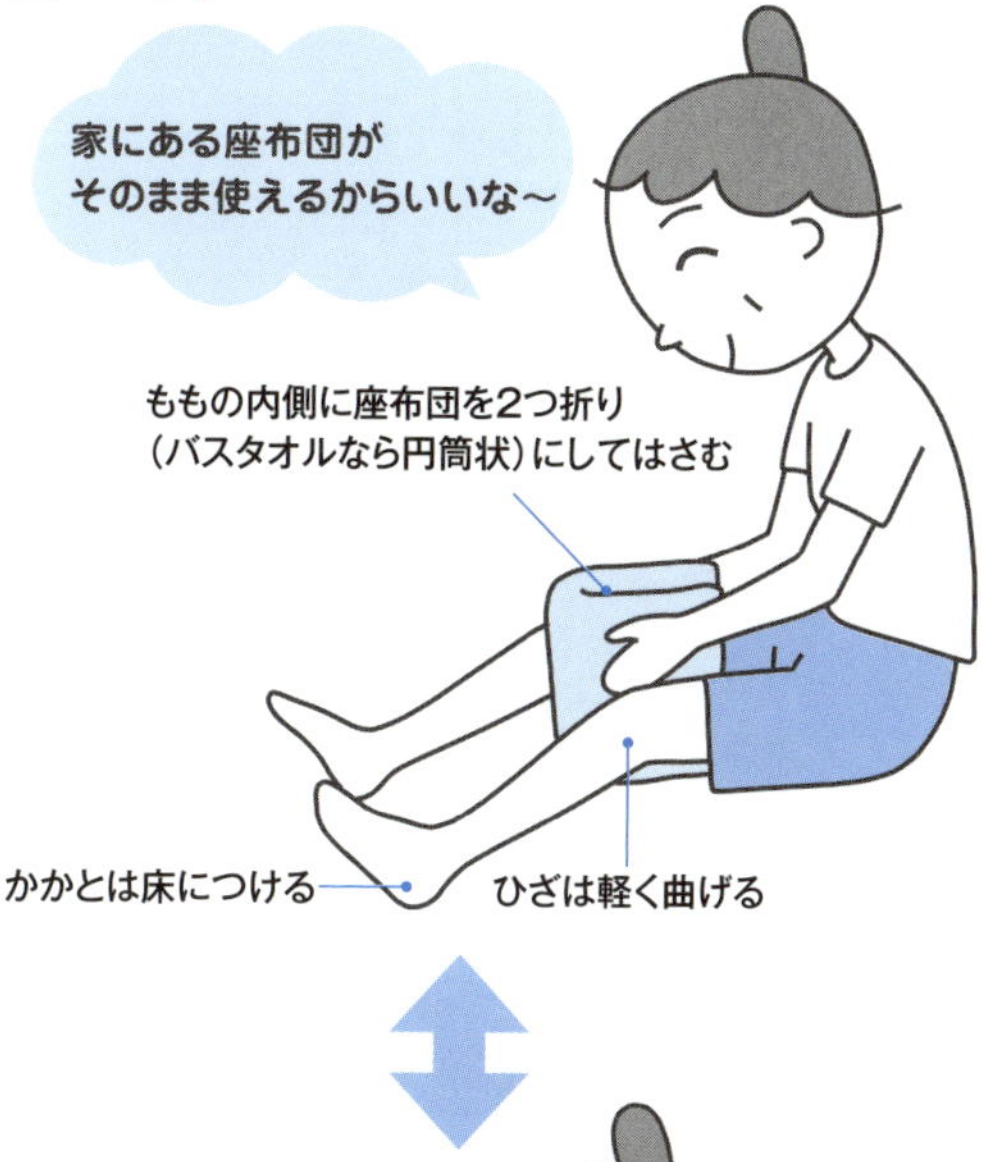

■内側に力を入れる

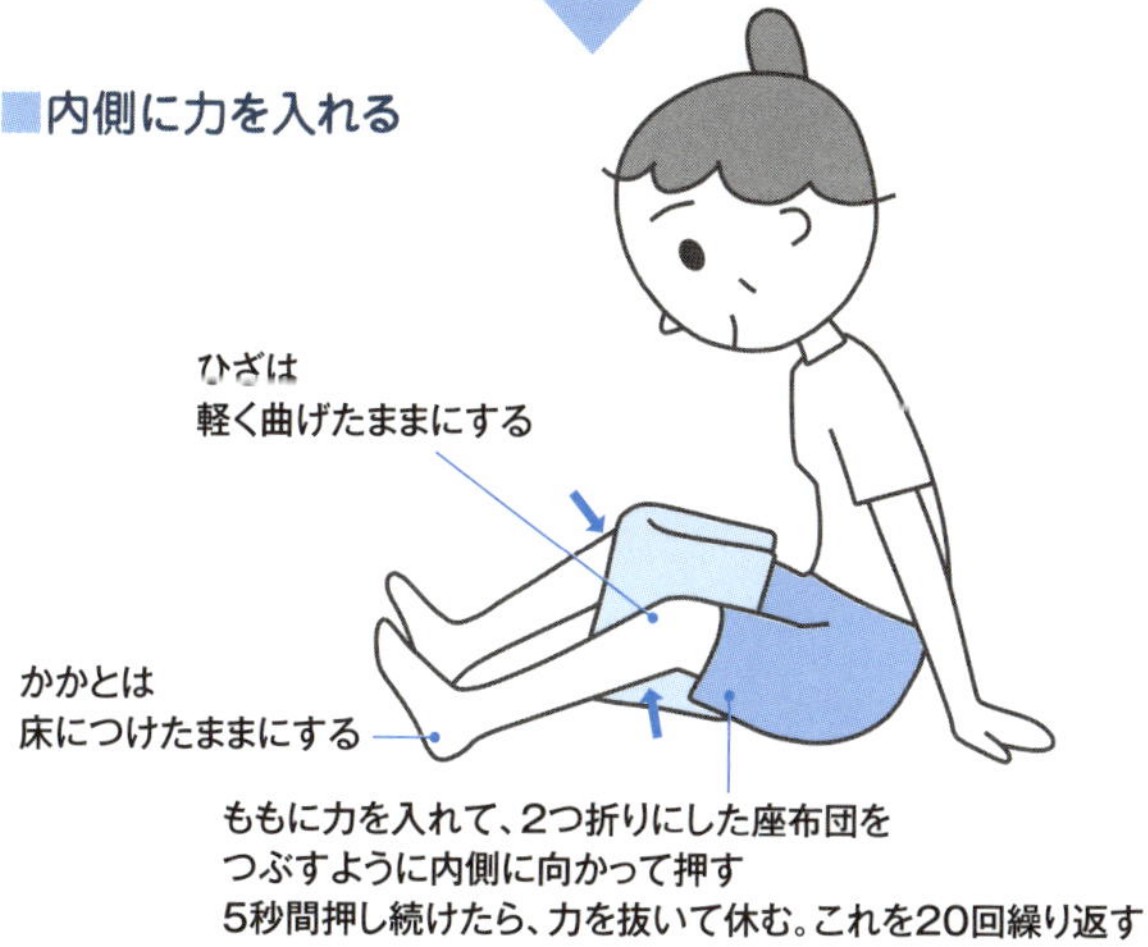

アイシング

腫れや熱があるときにはアイシング（冷やし）がおすすめ

冷やすとひざの炎症を抑えてくれる

ひざに腫れや熱がある人は、ひざ痛根治運動を行った後にアイシングをしましょう。

アイシングとは冷やすことです。**冷やすことには、炎症を抑える効果があります。**

氷のうや市販のアイスパックを使って、腫れや熱のある部分を冷やしてください。

■アイシングのやり方

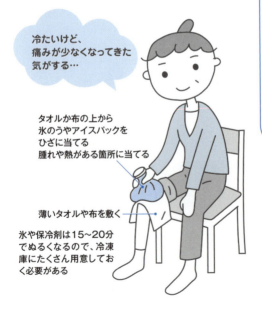

冷たいけど、痛みが少なくなってきた気がする…
タオルか布の上から氷のうやアイスパックをひざに当てる
腫れや熱がある箇所に当てる
薄いタオルや布を敷く
氷や保冷剤は15~20分でぬるくなるので、冷凍庫にたくさん用意しておく必要がある

どう冷やせばいいの？

- 1回30分～1時間くらい冷やす
- 1日2～3回が目安
- 腫れや熱が引いたら冷やさなくてよい

アイシングに使える色々なもの

氷のう

氷や水を入れて冷やすゴム製の袋のことです。安いものなら数百円で買えます。

アイスパック（保冷剤）

冷蔵庫などに入れて冷やして使います。冷凍しても固まらないタイプが使いやすいです。

サポータータイプ

サポーターにアイスパックを入れたタイプです。手で持つ必要がないメリットがあります。

ポリ袋での代用

氷のうなどがない場合は、ポリ袋に氷と水を入れてアイスパック風にしても構いません。

冷やし方のコツ

1か所をずっと冷やすのではなく、少しずつずらしながら、腫れや熱があるところを全体的に冷やすようにしてください。

温める

痛みをやわらげるには温めがおすすめ

ひざを温めるのも有効な方法

ひさを温めることも、ひざの痛みをとるのによい方法です。一番のおすすめは入浴で、ひざの痛みが強い人は、できれば1日に2回入浴したいところです。

しかし、入浴は手間もかかるので、もっと気軽にひざを温めたい場合は、お湯や電子レンジで温めたタオルのほか、カイロやホットパックなどを使っても構いません。

温める時間に制限はなく、1日に何回温めても大丈夫です。

■ひざの温め方

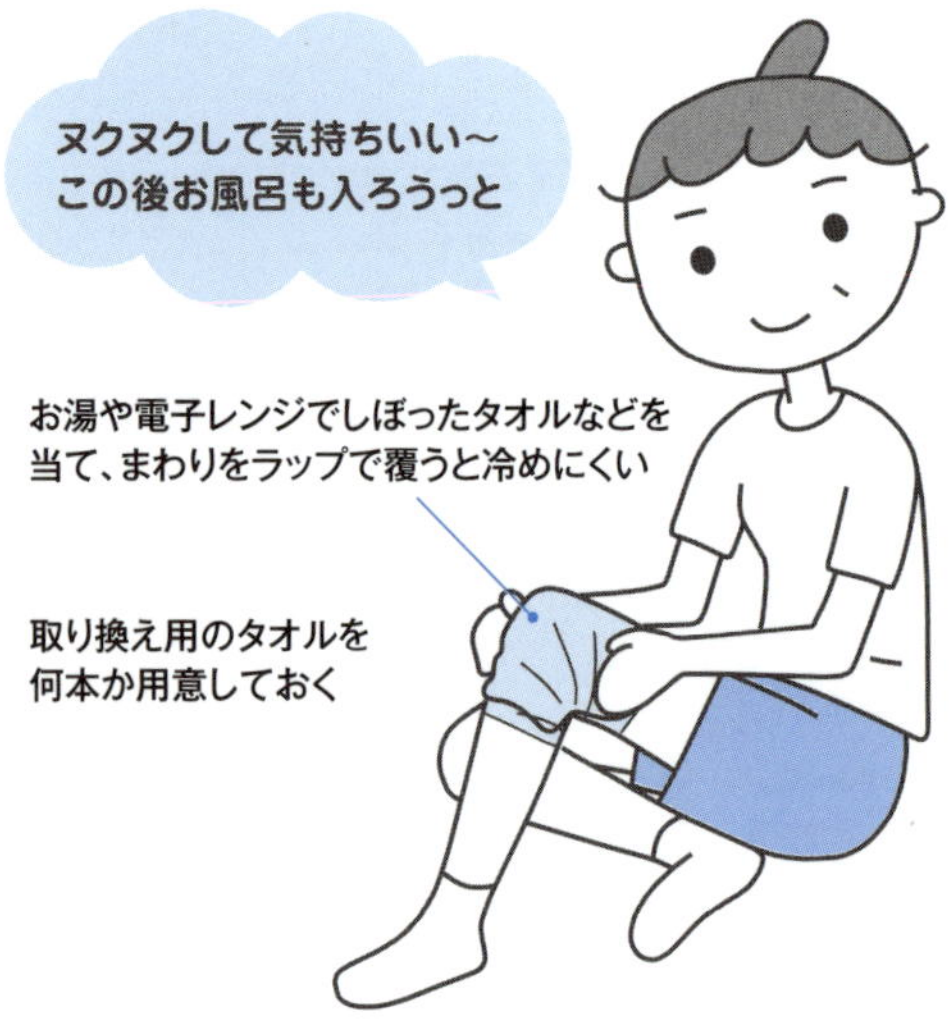
ヌクヌクして気持ちいい～
この後お風呂も入ろうっと
お湯や電子レンジでしぼったタオルなどを当て、まわりをラップで覆うと冷めにくい
取り換え用のタオルを何本か用意しておく

温め方

- 1回の時間制限はありません
- 1日に何回温めても大丈夫です

まだまだある温めグッズ

温める代表的なグッズはタオルですが、それ以外にも次のようなものがあります。

・カイロ

身近で入手しやすいのがメリットです。

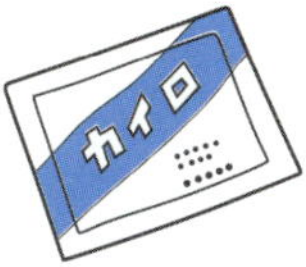

・ホットパック

電子レンジでチンするなどして温めるグッズです。

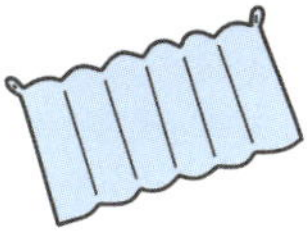

・温熱シート

蒸気の温熱などによって温めるタイプです。

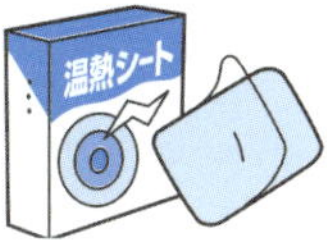

注意	どのグッズも肌に直接当てることはしないで、必ずタオルを敷くなどしましょう。

おさらいしよう「冷やす」「温める」

どういうときに冷やすべきなのか、また温めるべきなのかおさらいしましょう。

冷やすのは腫れや熱があるとき（急性期）にします。それによって炎症が抑えられるからです。

温めるのはいつでもOK。腫れや熱があってもOKです。

お風呂でストレッチング

お風呂に入って行うストレッチングが効果的

お風呂の中のストレッチングがよい

ひざを温めることはひざ痛にとてもよいことです。中でも入浴は最適です。お風呂に入るだけでも血行がよくなるので、とても効果的ですが、お風呂の中でストレッチングをすることで、ひざのこわばりや動きにくさが減り、痛みもやわらぎます。

ここに気をつけよう

❶痛みが出る寸前までひざは曲げます。無理をすると逆効果になります。
❷勢いよくやると痛みが強くなってしまうので、ゆっくりと行いましょう。
❸これはあくまでもお風呂に入っているときに行うものなので、それ以外はしないようにしましょう。
❹2回繰り返しますが、それ以上はしないようにしましょう。

ひざが直角くらいまでしか曲がらない人

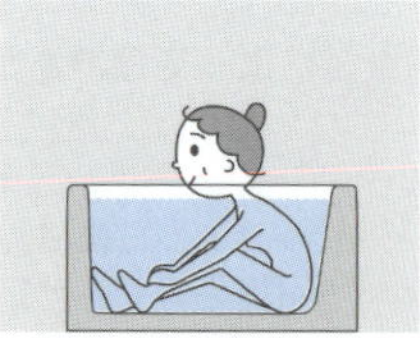

①両手で片方の足首をつかむ

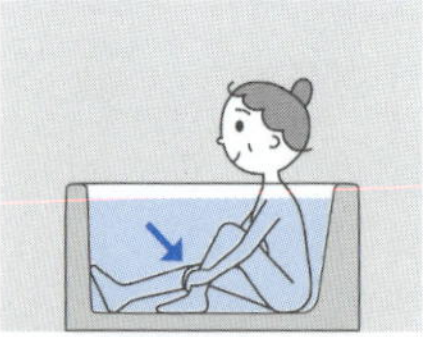

②足首を手前に引き、痛みのないところで止めて10数える。もう片方の脚でも同様に行う

ひざがお尻まで握りこぶし1～2つ分まで曲がる人

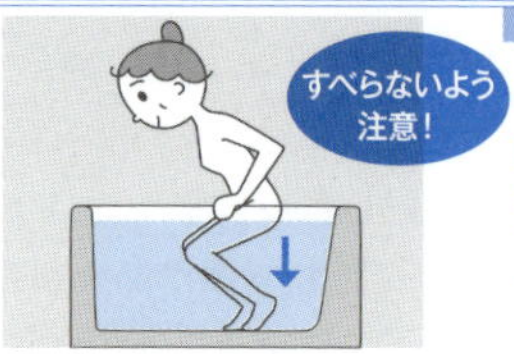

①浴槽の縁をつかんで、ゆっくりとひざを曲げていく

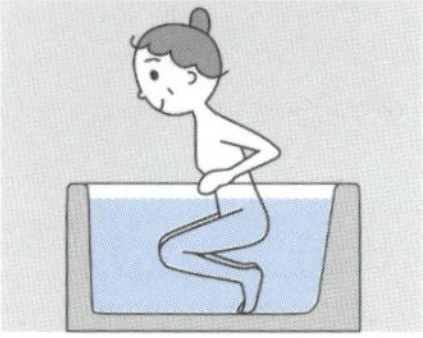

②痛くないところまでひざを曲げて、10数える。しゃがめる人はしゃがんでも構わない

2つのストレッチングの方法がある

2つのストレッチングの方法があります。1つは「ひざが直角くらいまでしか曲がらない」場合。もう1つが、「ひざがお尻まで握りこぶし1～2つ分まで曲がる」場合です。

お風呂から出たら……

外用薬を塗りましょう

お風呂から出たら、病院から外用薬を処方されている方は、それを塗りましょう。薬はひざが温まっている方が吸収がよく効果が出やすいので、冷える前に塗りましょう。

マッサージをすると血行がよくなり、炎症も治って痛みもやわらいできます。

塗るコツ	・温かいうちに塗る ・痛みのある部分に塗る ・たっぷりつければ効果が上がるわけではない ・マッサージは1分ほど行う

回数 ①～④を2回繰り返します

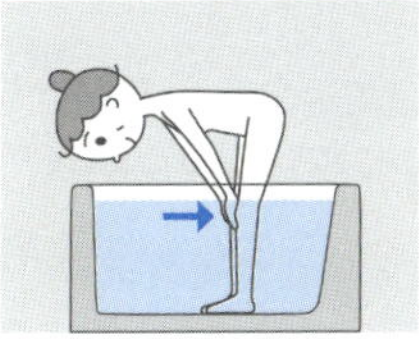

④両手をひざに当てて、ひざを伸ばして10回押す

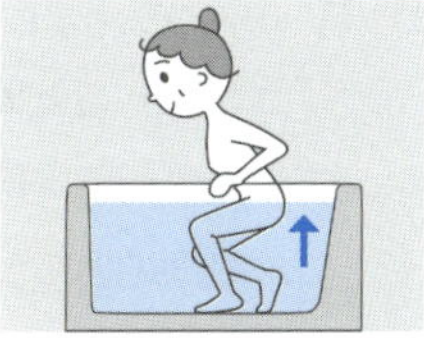

③浴槽の縁を持ってゆっくりと立ち上がる

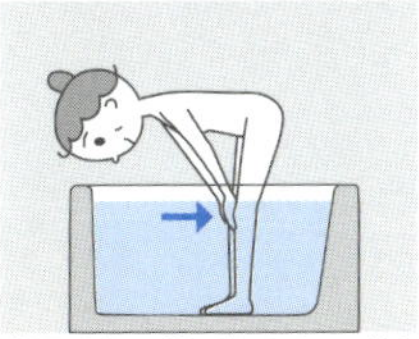

④両手をひざに当てて、ひざを伸ばして10回押す

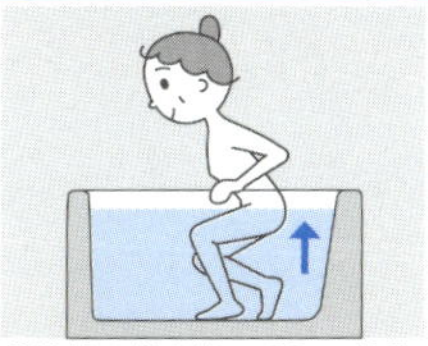

③浴槽の縁を持ってゆっくりと立ち上がる

コラム

ひざへはどれくらいの重さがかかるの？

人には手首、ひじ、肩などの関節がありますが、その中で最も大きな力が加わるのがひざです。

ひざへかかる重さは、動かないで立っているだけなら自分の体重分しかかかりません。ところが、普通に歩くだけで体重の2～3倍もの重さがかかるといわれています。階段の昇り降りで3～5倍ほどの体重がかかり、走ると7倍以上もの重さがかかるとされています。体重が60kg の人が走ると、420kg以上もの重さがひざにかかることになるわけです。

ただし、これだけの重さでも、関節軟骨や関節液で衝撃を吸収することができます。さらに、筋肉の力でも支えることができます。そのため、運動することによって常日頃から筋肉を衰えさせないことがとても重要になってくるのです。

3章

ひざ痛治療の世界標準は運動療法

ひざ痛に悩む方の実情
こんなことで困っていませんか

当たり前にできていたことができなくなる

変形性ひざ関節症で最も困るのは、ひざの痛みです。痛みがないときに当たり前のようにできていたことが、だんだんとできなくなっていきます。

山登りはもちろん、スポーツをすることも難しくなり、さらに痛みが強くなると、近くのスーパーに行くのもままならなくなります。階段の昇り降りが辛くなってくるので、エレベーターのない集合住宅などの場合は、家にたどり着くのも一苦労することになります。また、2階に寝室がある場合も、昇り降りが不便になり、1階に寝室を移さざるを得なくなったりします。

さらに悪化すると、トイレや浴室に行くのも辛くなり、動くこと自体が大きな負担になります。ひざの曲げ伸ばしができなくなるので、正座はもちろん、あぐらや、床に座ったり、床から立ち上がったりすることも困難になります。

年を重ねるごとに増えるひざ痛患者

関節症の通院者数（84頁参照）を見てみると、加齢とともに増えていることがわかります。44歳まではさほど多くありませんが、50代、60代、70代と年齢が上がるとともに通院者数も増えています。

問題は、日本が超高齢社会を迎えるにあたって、変形性ひざ関節症を患う人が毎年のように増えていることです。人工の関節を埋め込む人

ひざが痛くなるとできなくなること

- 近くのスーパーに行けなくなる
- 散歩ができなくなる
- 山登りやスポーツができなくなる
- あぐらや正座ができなくなる
- トイレや浴室に行くのも辛くなる
- 階段の昇り降りが難しくなる

年齢別・関節症通院者数

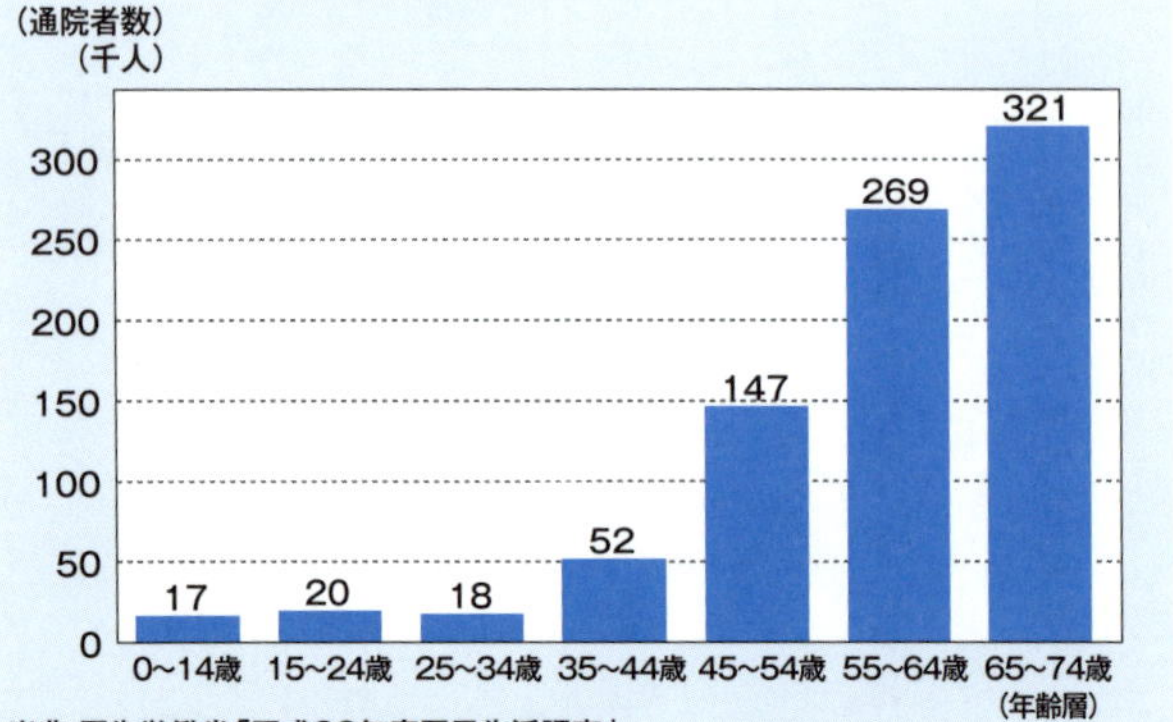

出典:厚生労働省「平成22年度国民生活調査」

工ひざ関節置換術の手術数は年々増えており、1999年には年3万件程度だったのが、10年後には2倍以上の7万件近くにまで達しています。

半数以上の人が「治らない」とあきらめている

このように、病院などの医療機関に通ってしっかりと治療している分にはいいのですが、**問題なのは、ひざ痛に悩む多くの人がひざ痛は治らないとあきらめてしまっていること**です。

次頁に関節症の症状を訴えている人の内の通院率を示しましたが、なんと半分以上もの人が通院していません。ヒアルロン酸関節注射や水抜きは根本的な治療ではないため、通い続けなければなりませんが、それに疲れてしまったのか、治らないとあきらめてしまったのかは不明ですが、痛みを放置しているのは最もいけないことです。

ひざ痛は、運動することによって間違いなくよくなります。あきらめている人も、本書のひざ痛根治運動をまずは1週間続けてみてください。

関節症の有訴者率と通院率の比較
（人口1,000人に対して）

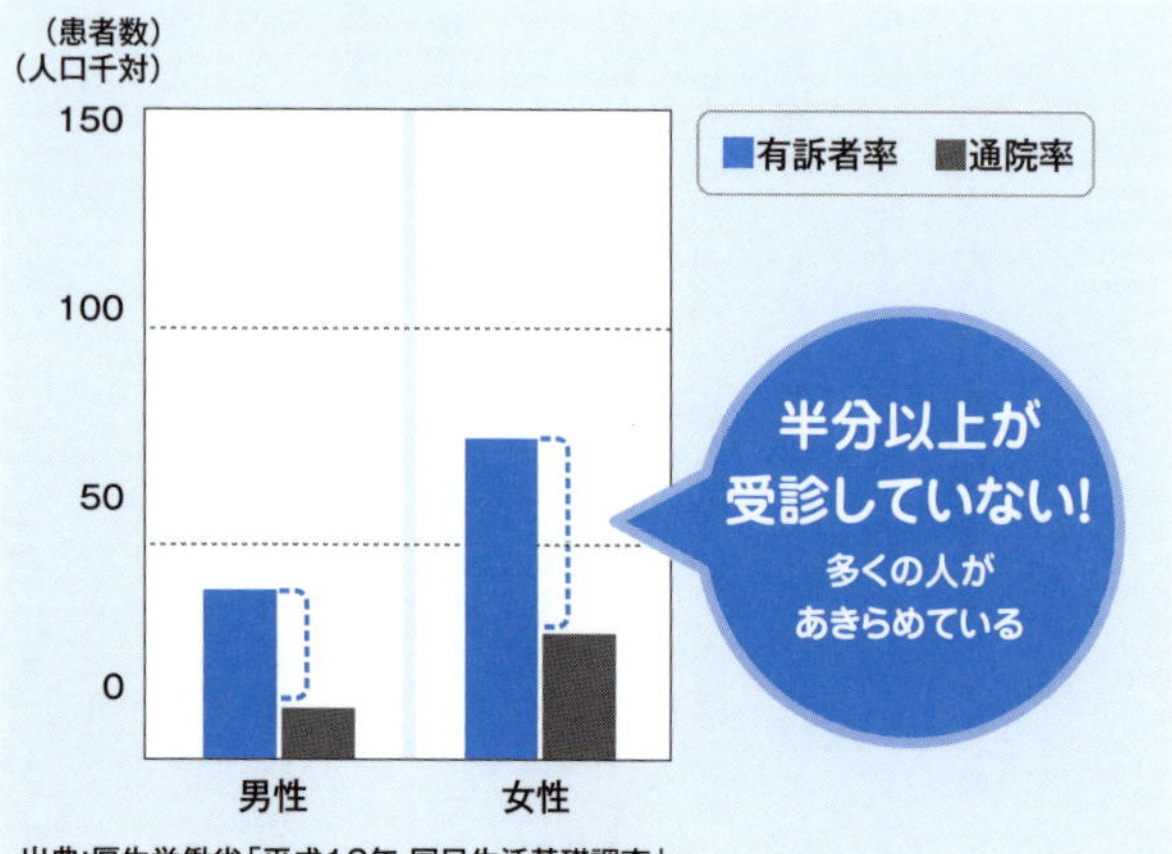

出典：厚生労働省「平成16年 国民生活基礎調査」

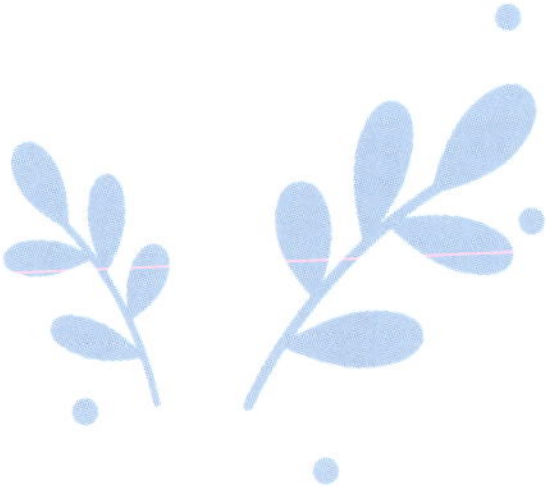

Q「有訴者」って何？

A 自覚症状のある者のこと。

ひざ痛根治運動の効果は科学的に証明され、今や世界の常識になっている

運動療法は世界的な学会で認められている

日本ではいまだに変形性ひざ関節症の治療は、鎮痛薬やヒアルロン酸関節注射が主流です。世界でも長い間同じような治療が行われてきましたが、その流れが大きく変わってきたのは1990年代です。

私が開発したひざ痛根治運動が少しずつ広まるようになり、また痛みも確実にとれることが明らかになったことから、一気に運動療法が主流となり、今では最初に患者さんにすすめられるのが運動療法になっています。

2008年には、国際関節症学会（OARSI）Q&Aという、変形性ひ

Q「国際関節症学会（OARSI）」って何？

A 変形性ひざ関節症の唯一の国際的な学会です。

ざ関節症の国際的な学会がガイドラインを発表し、治療の優先度をつけましたが、それをみても運動療法が世界の常識になっていることがわかります。

次頁の表がその一覧です。その中で最も優先度が高いのが、運動療法です。1番目に「関節症の治療は、薬物を使わない方法を中心にして、薬を使う方法は補助的に用いること」とあり、2番目にも「医師は運動療法の有効性を患者さんに説明して実行してもらう」とあります。

このガイドラインは、世界で行われている治療法を科学的に調査し評価したもので、その結果をまとめたものです。つまり、**運動療法は日本国内で認められるよりも先に、世界が認め、ガイドラインとして浸透させていった**ことがわかります。

国際関節症学会の
変形性ひざ関節症治療のガイドライン

❶関節症の治療は、薬を使わない方法を中心にして、薬を使う方法は補助的に用いること。

❷医師は運動療法の有効性を患者さんに説明して実行してもらう。飲み薬や注射などの受け身な治療ではなく、運動や減量などを続けられるように、患者さんを励ます。

❸患者さんには、有酸素運動（歩行や水中運動など）、筋力運動、あるいは可動域（曲げ伸ばし）の訓練を行ってもらう。

❹肥満の人には減量するように励ます。

❺サポーターや足底板などを用いてもよい。

❻場合に応じて患部を温めたり、冷やしたりすることもよい。

❼飲み薬（抗炎症鎮痛薬）は、副作用（胃腸障害、腎障害など）を避けるために、必要最小限で用いるべきである。

❽外用薬（塗り薬、湿布など）は、飲み薬のような副作用はなく長期使用できる。

❾ステロイドやヒアルロン酸関節注射は、場合によって行ってもよい。

❿グルコサミンやコンドロイチンは有効かもしれないが、6か月服用して効果がなければ中止する。

Q「ステロイド」って何？

A ステロイドは体の中で合成されてホルモンとして機能する化合物ですが、それを人工的に作ったものがステロイド剤です。作用の1つに抗炎症があります。

Q「グルコサミン」って何？

A ヒトの体のなかにある糖分の一種で、軟骨に多くあります。歩いたり立ったり、しゃがんだりと、関節をスムーズに動かすのに役立っています。

Q「コンドロイチン」って何？

A 軟骨にある成分の1つで、組織の保水性と弾力性の維持などの働きがあります。

日本整形外科学会でも認められた運動療法

世界に広まった運動療法は、日本ではなかなか浸透しませんでしたが、2000年代に入って、日本でも流れが変わってきました。

2002年、日本整形外科学会はある比較試験を行いました。1つのグループにはひざ痛根治運動の脚上げ体操をしてもらい、もう1つのグループには、**非ステロイド性抗炎症薬**（NSAIDs《エヌセイズ》）だけを服用してもらいました。

8週間後に痛みや活動の範囲などを調べたところ、**脚上げ体操の方が明らかに効果が出ている**ことがわかりました。薬を服用したグループは、胃の痛みを訴えたり吐き気を催す人もいましたが、運動療法にはそのような症状を訴えた人は1人もおらず、副作用がまったくないことも、改めて明らかになりました。

日本整形外科学会では、変形性ひざ関節症に関して、「変形性ひざ関節

復習しよう

非ステロイド系抗炎症薬（NSAIDs）

鎮痛や解熱、抗炎症作用があるステロイド以外の薬剤のこと。アスピリンやインドメタシンなどがよく知られています。

復習しよう

非ステロイド系抗炎症薬の副作用

非ステロイド系抗炎症薬を長期服用すると、腎臓と肝臓の障害のほか、胃腸障害が起こることがあります。

症の治療と予防には、運動療法が大切です」として、ホームページ上で運動療法をすすめています。その運動療法は私が開発したひざ痛根治運動がベースになっています。海外だけでなく、日本においても運動療法の効果がようやく認められたのです。

コラム

日本整形外科学会がすすめていること

日本整形外科学会がすすめている運動療法は、大きく2つのポイントがあります。

1つは、「ひざを支える筋肉を鍛える」こと。鍛える場所は、「太ももの前の筋肉」「太ももの外側の筋肉」「脚全体の筋肉」です。

2つ目のポイントは、「ひざの動きをよくする」ための運動です。ひざの曲げ伸ばしをよくするための運動、ひざの裏の硬さをとる運動をすすめています。

そして、ひざの健康を保つためにに、ウォーキングやそのほかの全身運動がよいとしています。

日本整形外科学会がすすめる運動療法
https://www.joa.or.jp/public/publication/pdf/knee_osteoarthritis.pdf

こわばってしまった「拘縮《こうしゅく》」の関節も柔軟性が生まれる

ひざを動かさないのは、寝たきり人生の選択

　変形性ひざ関節症になると、炎症が起こり、それが慢性的に長期間続くと、組織に「線維化QA」という現症が起こって、組織がだんだん硬くなってきます。また、痛みのためにあまりひざを動かさないでいると、ひざはだんだんと硬くなってきて、動かすのが難しくなったり、こわばったりします。そのため、ひざの曲げ伸ばしの範囲（可動域）が徐々に小さくなってきます。

　このように、ひざが硬くなるなどしてうまく曲げ伸ばしができなくなっ

Q「線維化」って何？

A「結合組織」と呼ばれるものが増殖することで、線維化を起こすと組織が硬くなります。

た状態を「拘縮」といいます。**拘縮になると、動かしにくいので歩く機会も減り、ますます関節が硬くなってしまうという悪い行動サイクルに陥ってしまいます。**

今すぐ実践することで人生が変わる

ここで強調したいのは、**このような状態になっても、ひざ痛根治運動によってひざが確実によくなることです。**最初は、こんな簡単な運動でひざの痛みがよくなるわけがないと疑うかもしれません。でも、だまされたと思ってしばらく続けてほしいのです。毎日コツコツと運動を繰り返してください。始めて2~3週間で痛みが軽くなってくるのがわかります。その結果、歩きやすくなり、活動が増えることで筋肉や骨が丈夫になって、ひざ痛が回復していきます。

強い痛みが出たり、うまく曲げ伸ばしができなくなっても絶対にあき

らめないでください。１００歳まで健脚でいられるか、寝たきりで人生を終えるのか。その選択はまさに今、行動するかしないかで変わってきます。

ひざ痛根治運動で、あなたの人生を変えてください。

4章

ひざ痛根治運動を補う
ストレッチングと
ウォーキング

適度なストレッチングで体を柔軟に保とう

硬くなった体を柔軟にしよう

ひざ痛を治すにはひざ痛根治運動が基本ですが、運動の前後にはストレッチングを行いましょう。体は加齢によって、さらには動かなさないでいると、しなやかさがなくなり、硬くなってしまいます。そうなると、よく転ぶようになったり脚がつったりして、けがもしやすくなります。

そうしたことを避けるのに有効なのがストレッチング(Q/A)です。筋肉や関節を動かすことで、靱帯や腱も柔軟になり、体も動かしやすくなります。体が柔軟になると体を動かすことが楽しくなり、さらに動かすことで、ますます健康になっていきます。

Q 「ストレッチング」って何?

A いわゆる「柔軟体操」のことです。ストレッチとは「伸ばす」という意味で、筋肉や腱を伸ばして柔軟な体にすることを目的に行われます。関節の可動域が大きくなるので、けがや障害の予防・防止効果があります。

ストレッチングをすると――

①体が柔軟になる

体はいつも同じ動作をしていると、それ以外の動きをしようと思っても、筋肉や関節が硬くなってしまい、スムーズに動かすことができません。ストレッチングによって、筋肉、関節を動かし、腱、靭帯などが柔軟になることで、可動域が広がって、スムーズに動かせるようになります。

②けがを防ぐことができる

体がスムーズに動かせるようになると、転んだりすることも少なくなり、けがの予防につながります。

ストレッチングのコツ

呼吸を止めない

呼吸を止めると筋肉が硬くなってしまうので、ストレッチング中の呼吸は自然に行います。

反動をつけない

反動をつけると筋肉を傷めたり硬くなったりするため、少しずつ伸ばす意識で行います。

痛気持ちよいを意識する

無理をすると、痛みが出ることがあるので、痛気持ちよいを常に意識しましょう。

運動前後に行う

ひざ痛根治運動の前にウォーミングアップとして、終わった後にはクーリングダウンとして行います。

ストレッチング
アキレス腱とふくらはぎ

どんなストレッチング？

ふくらはぎに起こる筋肉のけいれんを「こむら返り」といい、一般に「脚がつる」といいますが、それを予防するストレッチングです。アキレス腱QAとふくらはぎを伸ばします。

こむら返りのそのほかの予防法

1. 脚を冷やさないようにしましょう。ハイソックス、タイツ、レギンスなどで脚を温めましょう。
2. スポーツドリンクによってミネラルなどを補って、脱水になるのを防ぎましょう。
3. 太り気味の人はダイエットに取り組みましょう。

Q「アキレス腱」って何？

A 腱とは筋と骨とを結びつけている白い線維性の丈夫な組織。アキレス腱は足首の上にある、人の体の中で最も大きくて丈夫な腱で、およそ15㎝ほどの長さがあります。普段運動しない人が急に運動したりすると、アキレス腱断裂が起きやすくなります。その場合、激痛が走り、歩けなくなります。

回数は？

2回くり返し、脚を替えて同じように2回行います。

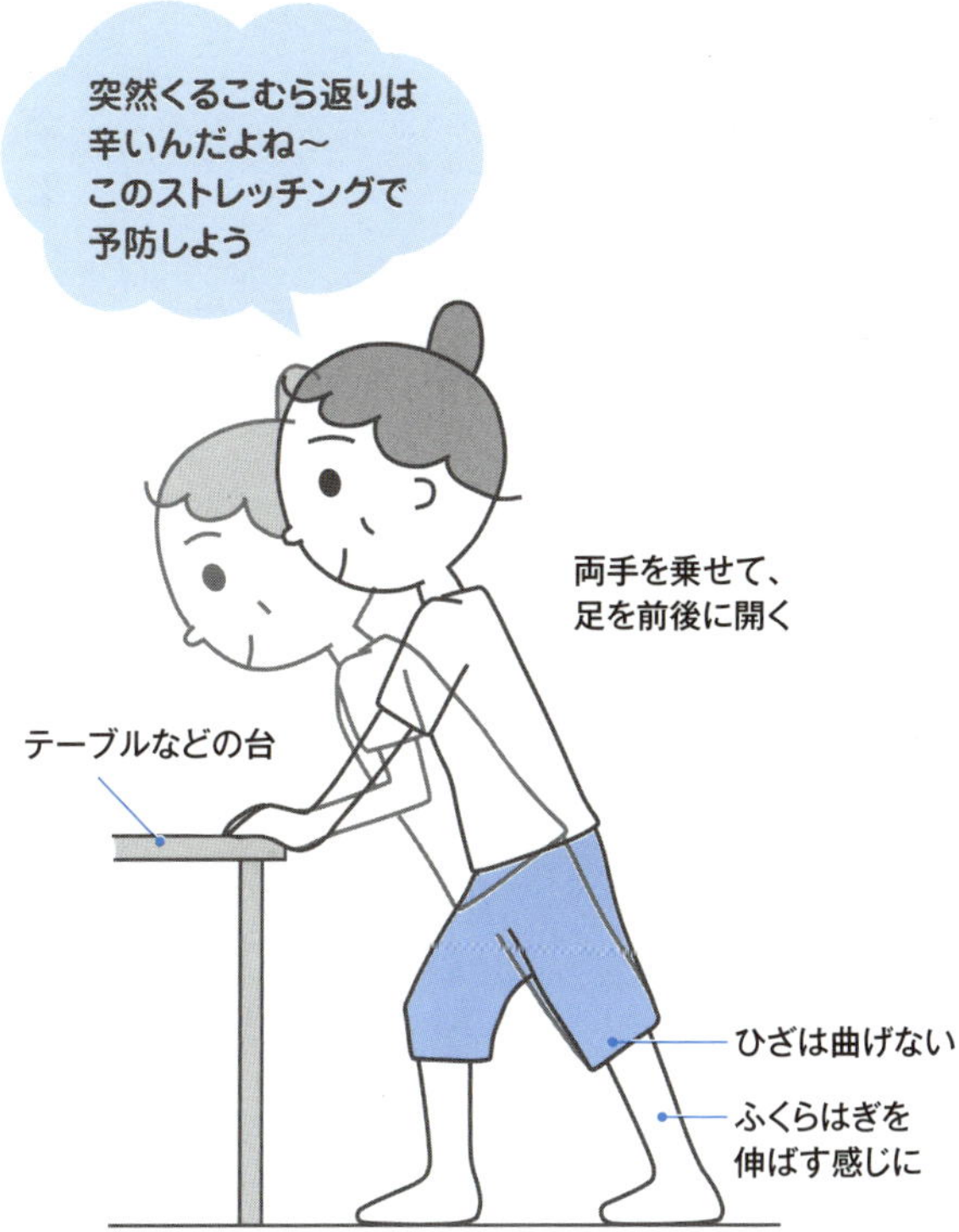
突然くるこむら返りは
辛いんだよね～
このストレッチングで
予防しよう
両手を乗せて、
足を前後に開く
テーブルなどの台
ひざは曲げない
ふくらはぎを
伸ばす感じに

姿勢はそのままで、後ろに引いたひざは
ピンと伸ばしたまま体を前傾させて、ふくらはぎを伸ばす
10～20秒ほど数え、ゆっくり上体を戻す

ストレッチング ももの前側

どんなストレッチング？

ももの前側の筋肉のストレッチングです。ここが硬いとひざ痛や腰痛になりやすくなるので、伸ばしてやわらかくしておきましょう。痛みが強くて脚を後ろまで上げられない人は、できる範囲でやってみましょう。

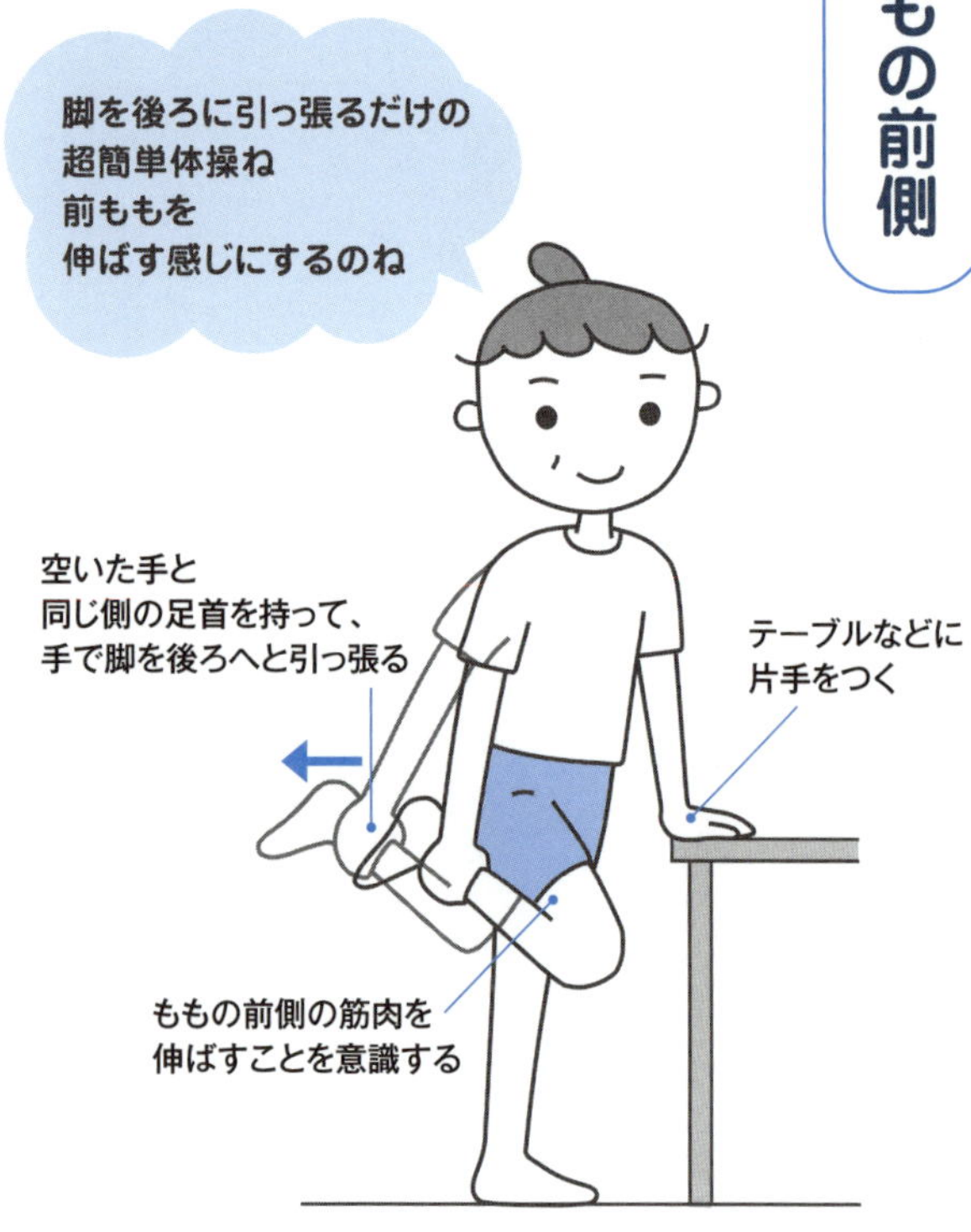
脚を後ろに引っ張るだけの
超簡単体操ね
前ももを
伸ばす感じにするのね
空いた手と
同じ側の足首を持って、
手で脚を後ろへと引っ張る
テーブルなどに
片手をつく
ももの前側の筋肉を
伸ばすことを意識する

回数は？

2回繰り返したら、脚を替えて同じく2回行います。

立って行うのが難しいなら寝てもOK

ひざの痛みが強くて立って行うのが難しい場合は、このように横になっても構いません。片方の手を床につけて体を支え、空いた手で足首をもって後ろへ引っ張って、10～20秒間そのままでいます。

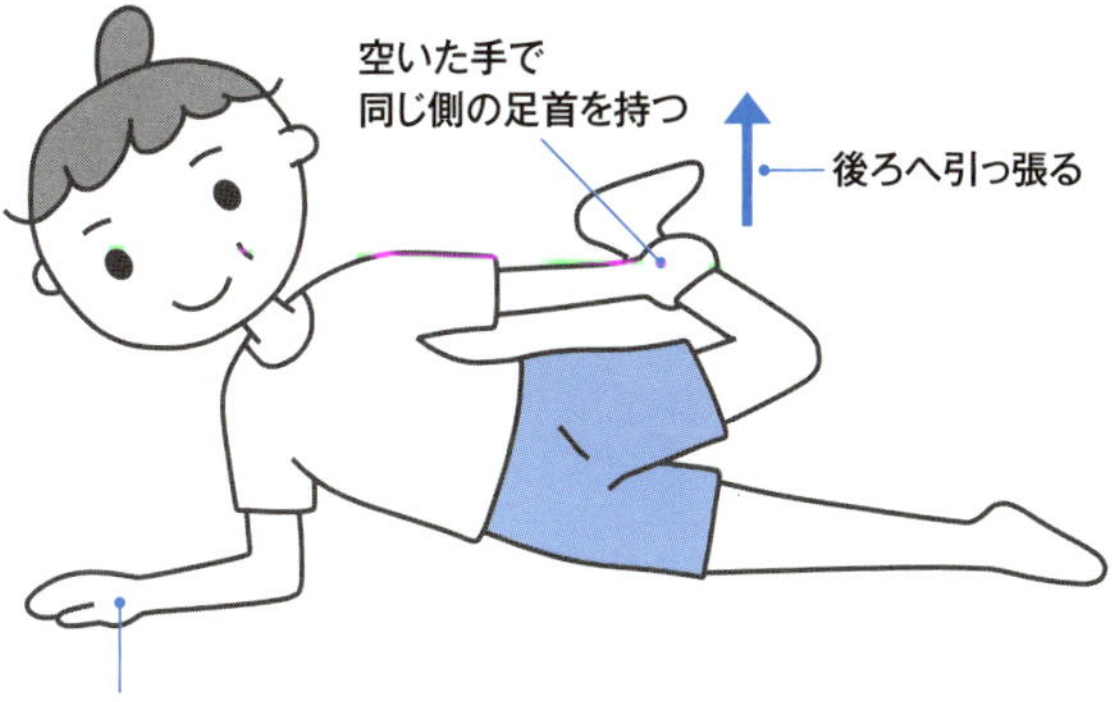
空いた手で
同じ側の足首を持つ
後ろへ引っ張る
片手を床につけて体を支える

ストレッチング ももの裏側

どんなストレッチング？

ももの裏側の筋肉（ハムストリングス）の柔軟さがなくなると、背中が前に丸くなる猫背姿勢になってしまいます。ももの裏側の筋肉をやわらかくしておきましょう。また、靭帯も腱も一緒に伸びるので効果的です。

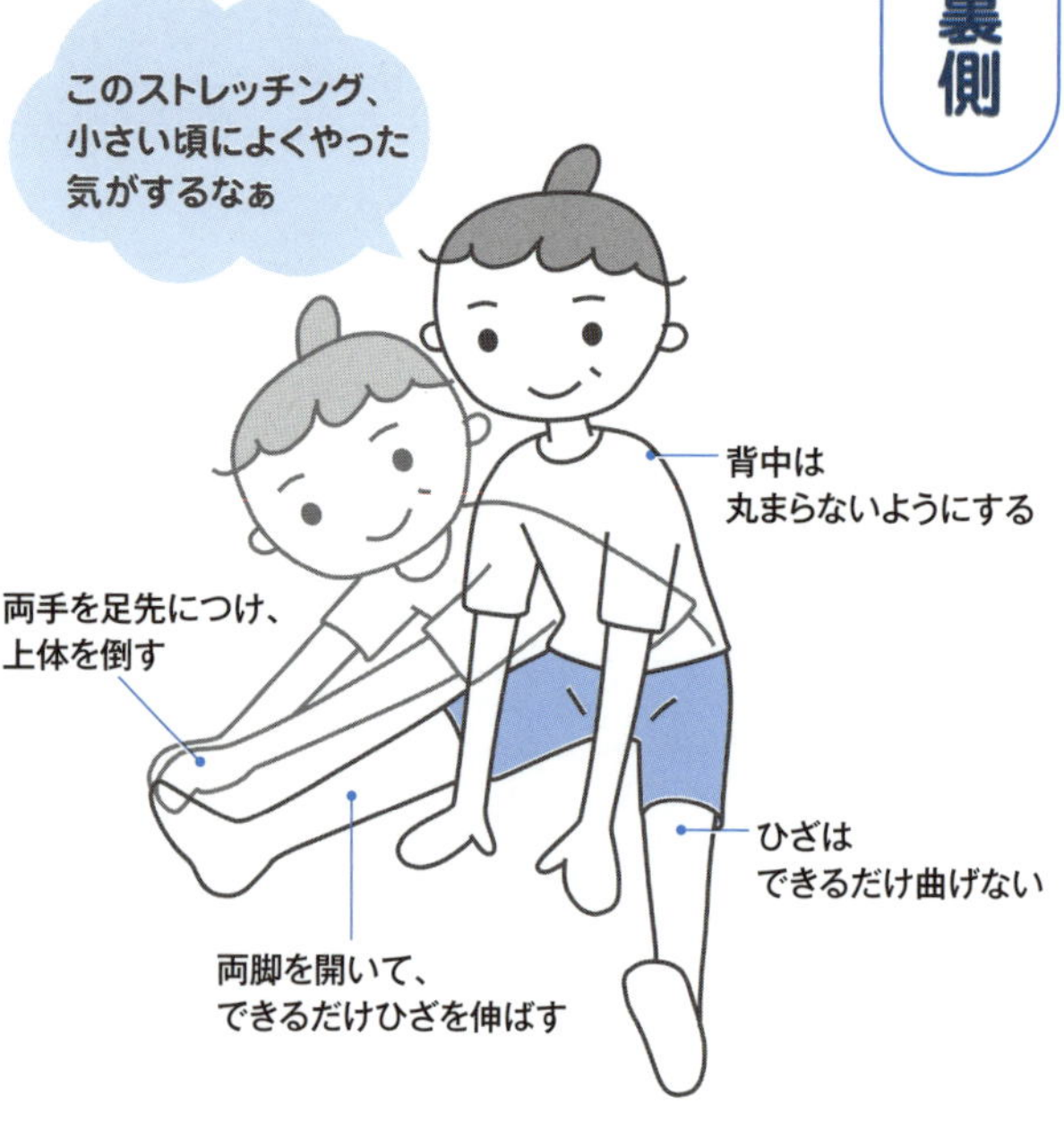

このストレッチング、小さい頃によくやった気がするなぁ
背中は丸まらないようにする
両手を足先につけ、上体を倒す
ひざはできるだけ曲げない
両脚を開いて、できるだけひざを伸ばす

長さは？

上体をゆっくりと倒し、10～20秒数えたら、ゆっくりと元に戻してください。それを2回繰り返し、左右と真ん中の３方向行います。

両ひざを伸ばせない場合は

両ひざを伸ばすのが難しい場合は、片方の脚を曲げたままにしても構いません。

ゆっくりと上体を倒す
できるだけ
指先を足先につける
片方のひざは曲げてもよい

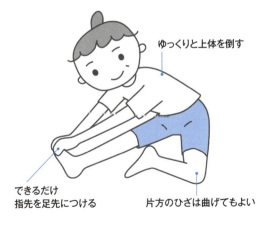

ストレッチング

体幹（お尻、ももの裏側、お腹）

どんなストレッチング？

ラジオ体操でおなじみの前屈と後屈です。お尻（臀筋）、ももの裏側の筋肉（ハムストリングス）、お腹（腹筋）に効きます。つい勢いをつけてしまいがちですが、ゆっくりと行いましょう。

Q「体幹」って何？

A 胸、腹、背、骨盤からなる胴体のこと。

前屈

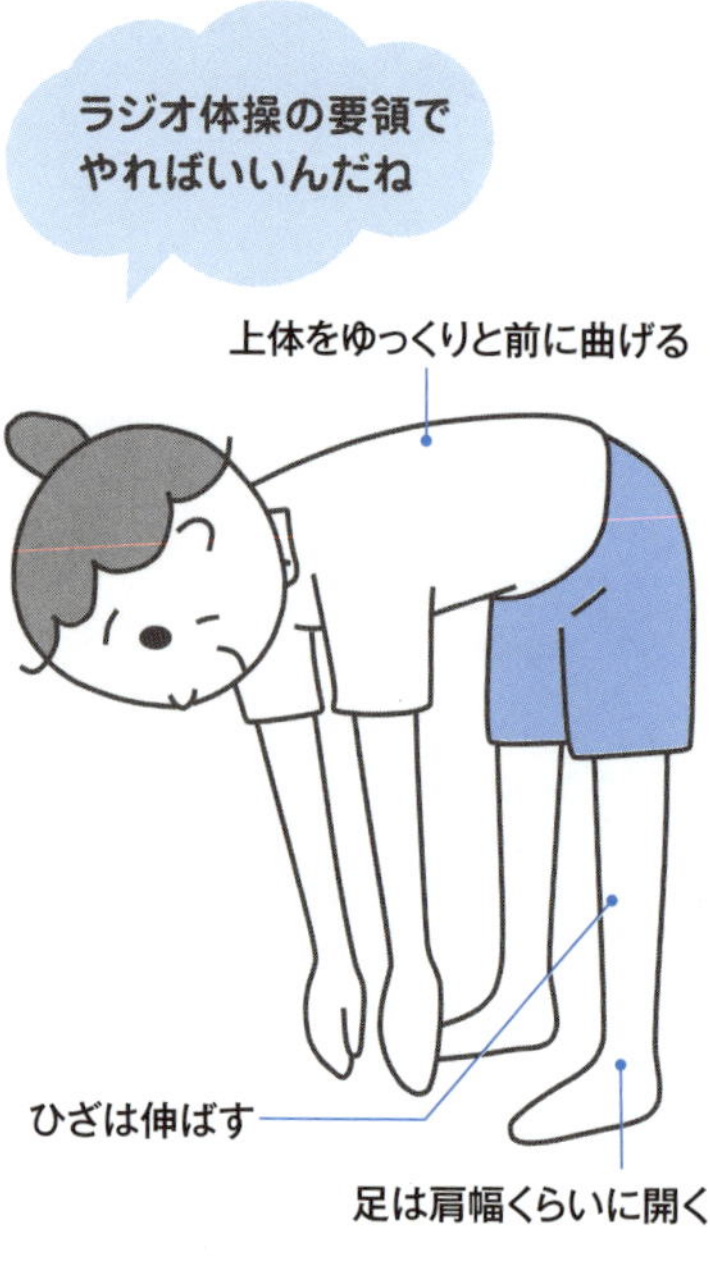

ラジオ体操の要領でやればいいんだね
上体をゆっくりと前に曲げる
ひざは伸ばす
足は肩幅くらいに開く

長さは？

前屈、後屈ともに10～20秒数えて元に戻してください。

体幹ストレッチングのコツ

❶勢いをつけずにゆっくりと行う。

❷前屈のときはひざは曲げないでまっすぐにする。

❸両手が床につかない場合は、床につけるつもりで行う。

■後屈

普段、後ろに
反らすことないから、
硬くなってるなぁ
両手を腰に当てて、
上体を後ろにそらす
無理をしない範囲で構わない
前屈と後屈で1回
それを20回で1セットとし、
2セット行う
足は肩幅くらいの
広さにする

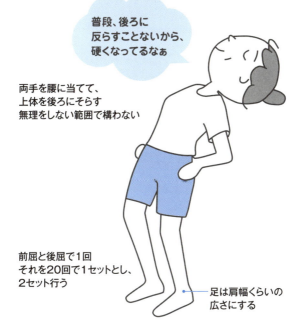

ストレッチング

臀《でん》筋《きん》、背筋

どんなストレッチング？

イスに座って、お尻の筋肉（臀筋）と背中の筋肉（背筋）を伸ばすストレッチングです。両手で片方のひざを抱え、上体を前に倒して行います。

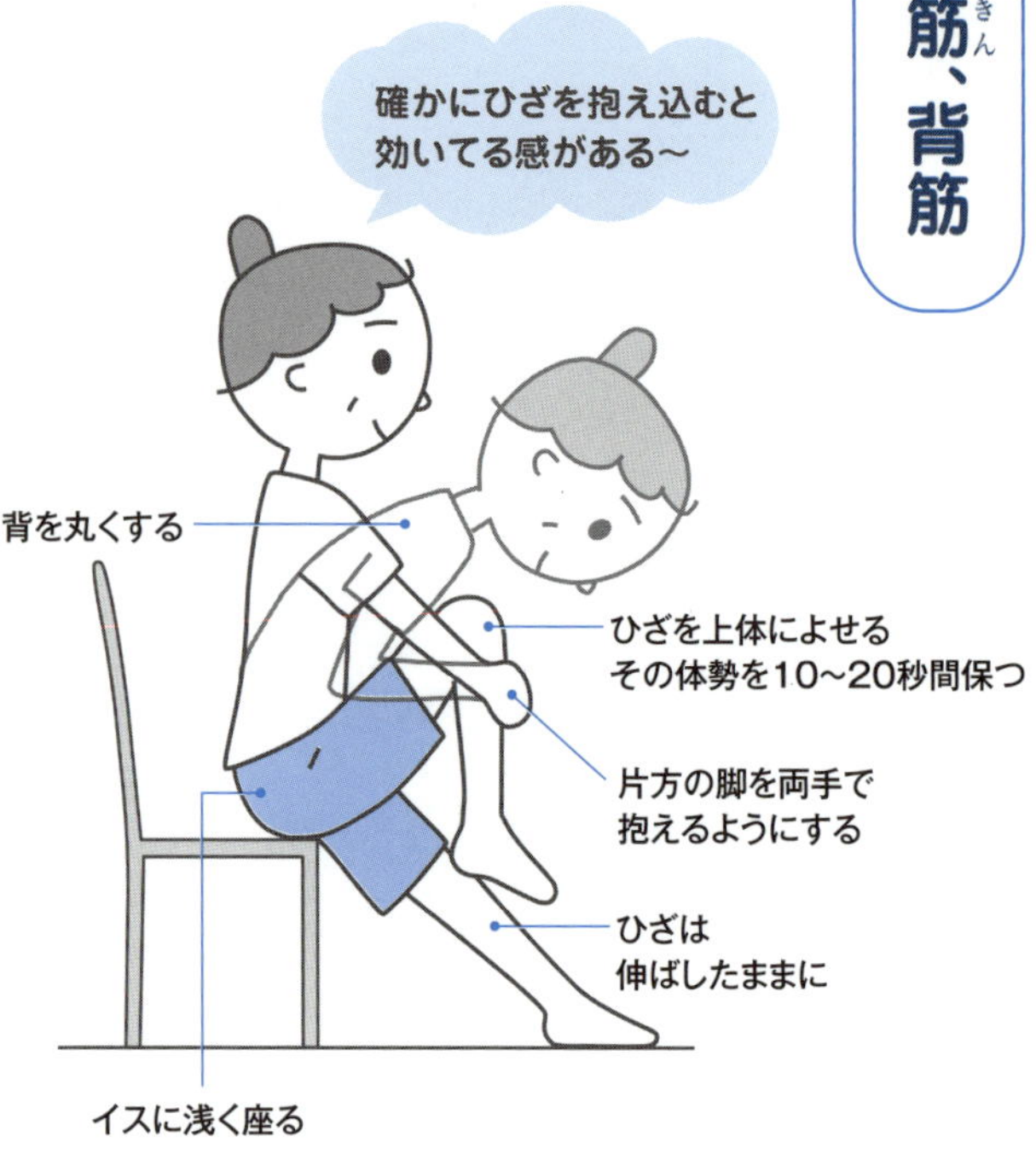
確かにひざを抱え込むと
効いてる感がある～
背を丸くする
ひざを上体によせる
その体勢を10～20秒間保つ
片方の脚を両手で
抱えるようにする
ひざは
伸ばしたままに
イスに浅く座る

回数は？

2回くり返し、脚を替えてまた2回行います。

注意！

こういう姿勢にならないように！

ひざを抱え込んで、
ひざを上に上げて垂直に保つのが正解ですが、
ひざが下がってしまうと効きません

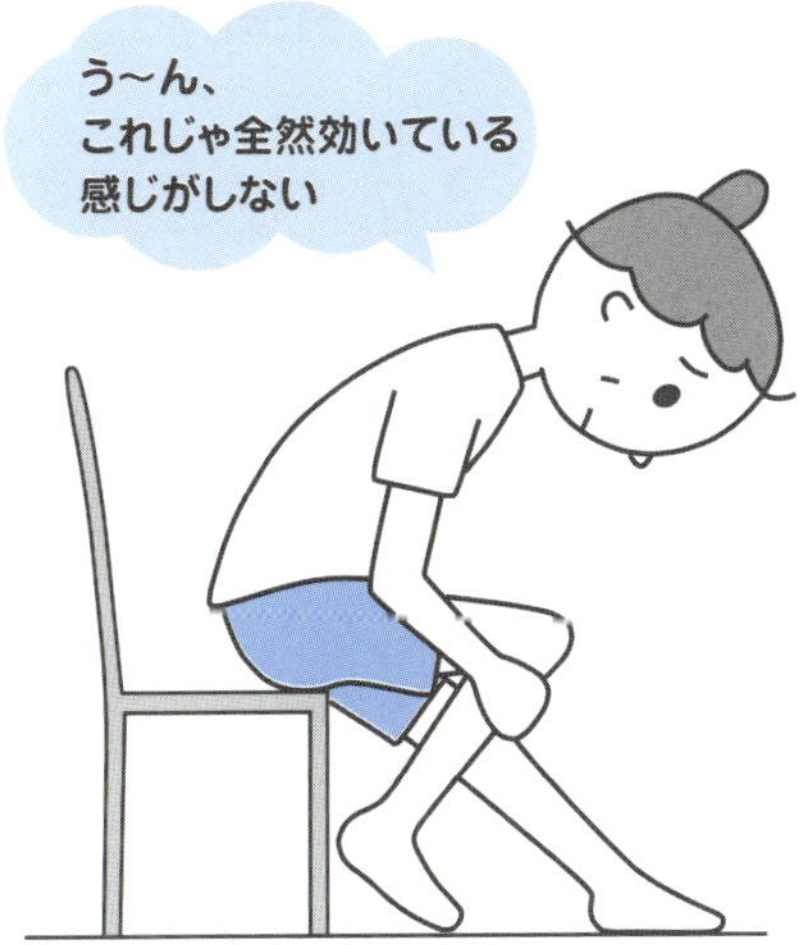

どんなストレッチング？

下半身だけをしなやかにしても、上半身の筋肉が固まっていては、体のバランスがよくありません。これは上半身のストレッチングで、肩まわりをやわらかくします。

肩のストレッチングⅠ

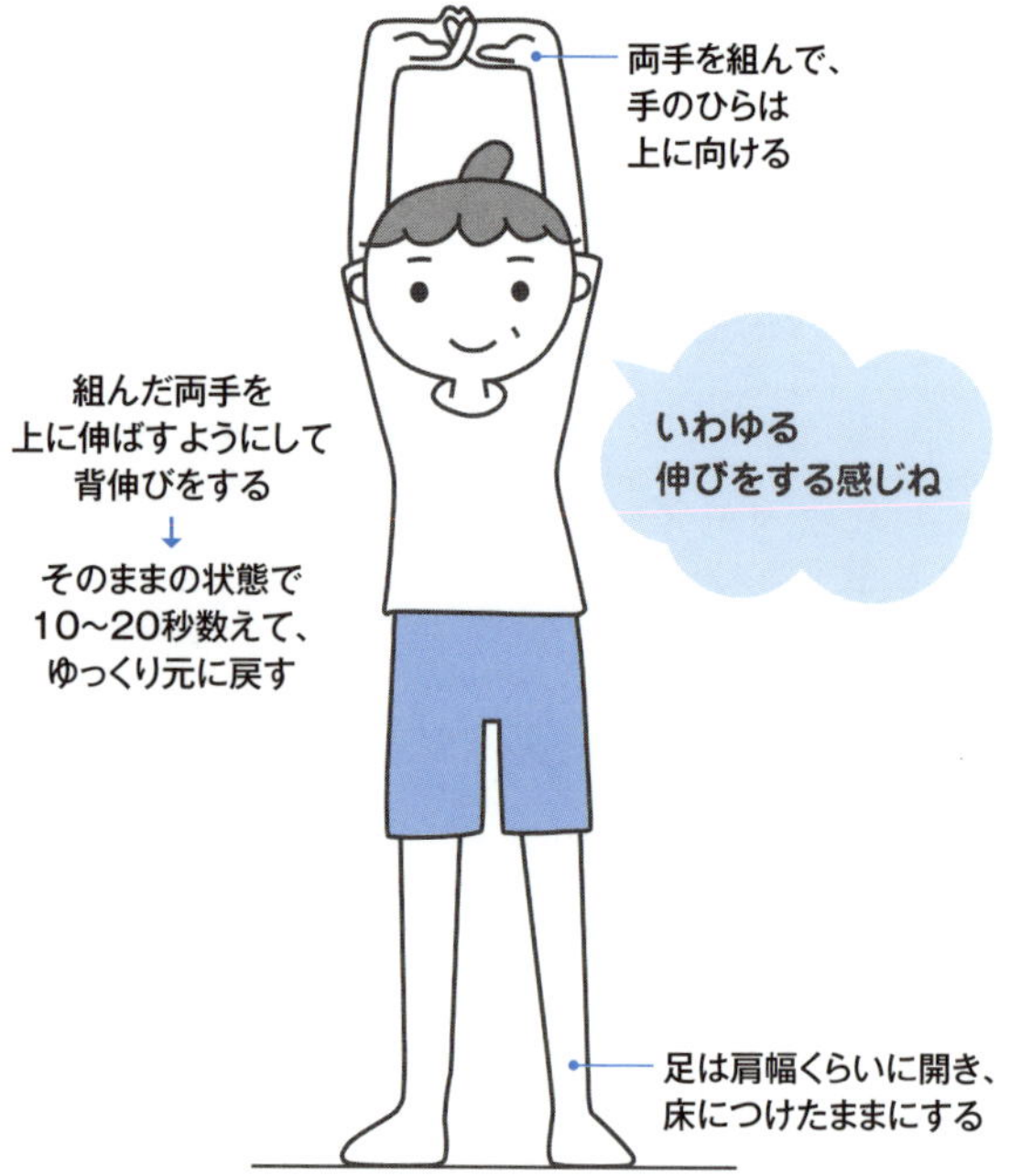
両手を組んで、
手のひらは
上に向ける
組んだ両手を
上に伸ばすようにして
背伸びをする
↓
そのままの状態で
10~20秒数えて、
ゆっくり元に戻す
いわゆる
伸びをする感じね
足は肩幅くらいに開き、
床につけたままにする

肩こりの原因は？

4大原因とされているのが、「同じ姿勢」「運動不足」「眼精疲労」「ストレス」です。動かないのは体によくありません。ひざが痛いからと動かないのではなく、できるだけ積極的に動き、ストレッチングも取り入れるなどしましょう。

肩のストレッチングⅡ

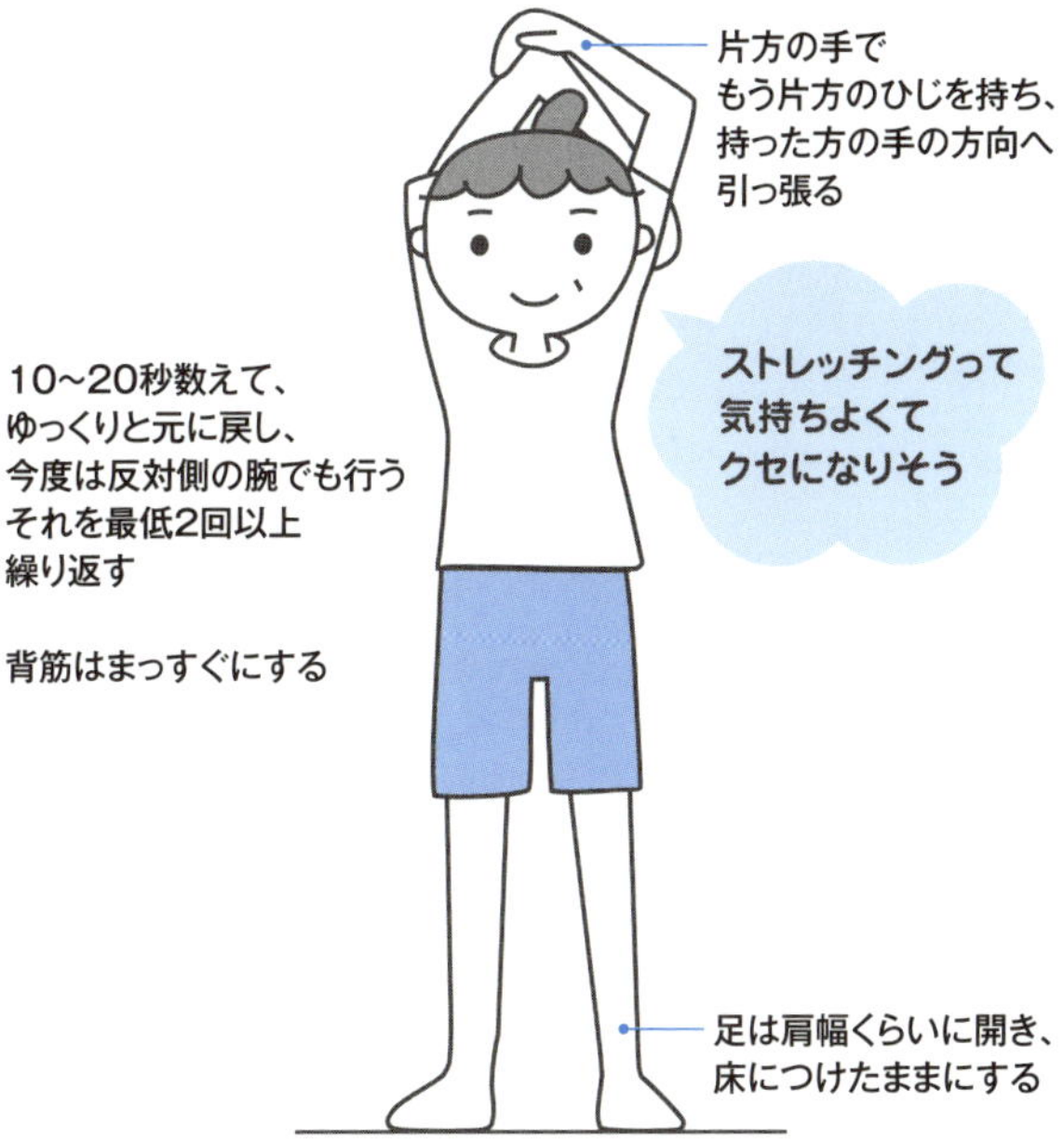
片方の手で
もう片方のひじを持ち、
持った方の手の方向へ
引っ張る
ストレッチングって
気持ちよくて
クセになりそう
10〜20秒数えて、
ゆっくりと元に戻し、
今度は反対側の腕でも行う
それを最低2回以上
繰り返す
背筋はまっすぐにする
足は肩幅くらいに開き、
床につけたままにする

ストレッチング 足の甲と裏

どんなストレッチング？

足がよくつる人向けのストレッチングです。足がつったときはもちろん、足がつる予防として行っても構いません。足がつるのは主にふくらはぎですが、足の指がつることもあり、その場合にも効きます。

■足の甲、足の指が上に反り返るようにつる人

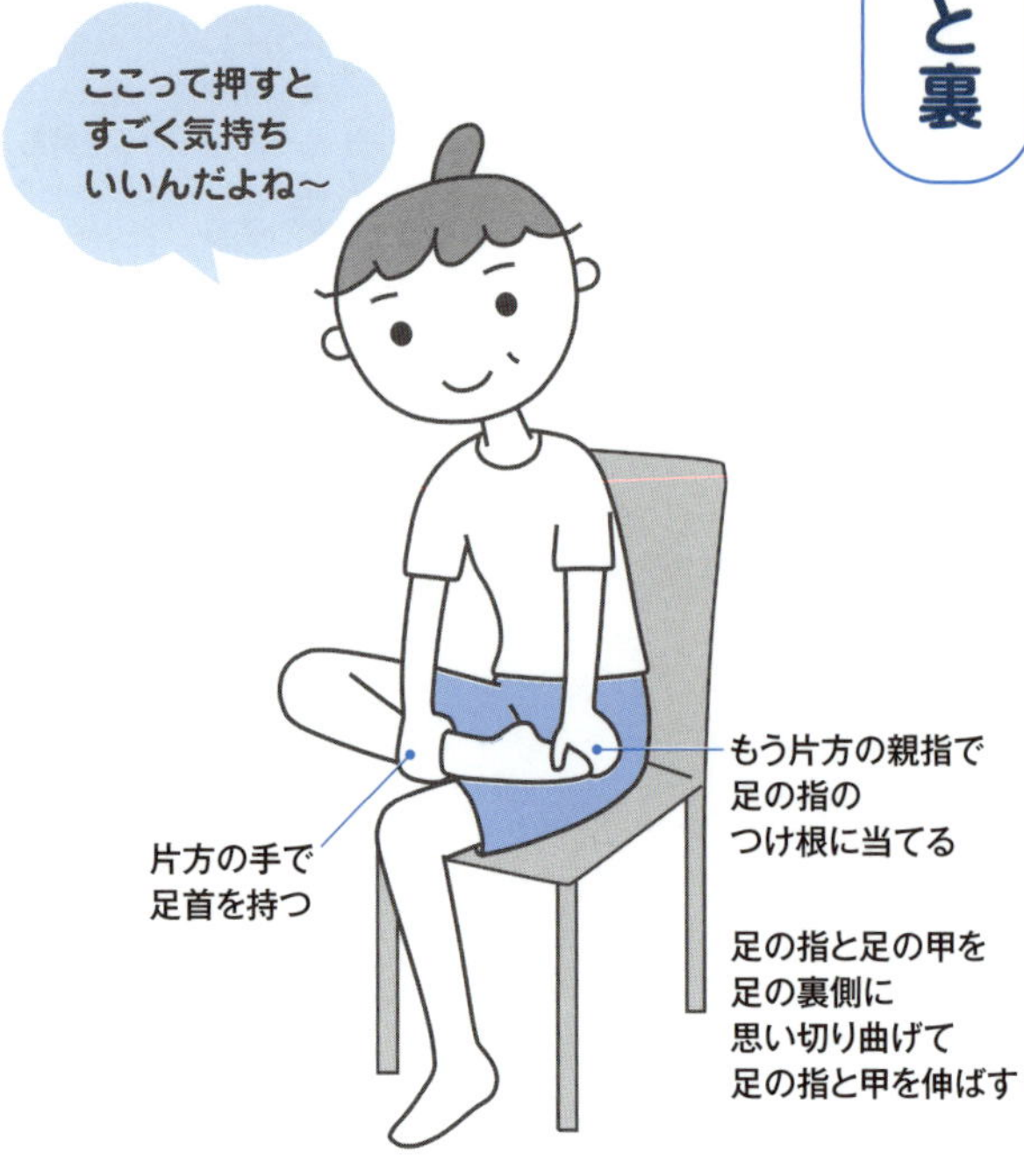
ここって押すと
すごく気持ち
いいんだよね～
片方の手で
足首を持つ
もう片方の親指で
足の指の
つけ根に当てる
足の指と足の甲を
足の裏側に
思い切り曲げて
足の指と甲を伸ばす

中高年になると足がつりやすいのはなぜ？

中高年になると、ジョギングなどで足がつったり、寝ているときにも足がよくつるようになります。加齢によって筋肉が硬くなったり、動脈硬化によって血行が悪くなったり、体の水分が少なくなるなどが原因とされています。

足の指が下側に曲がってつる人

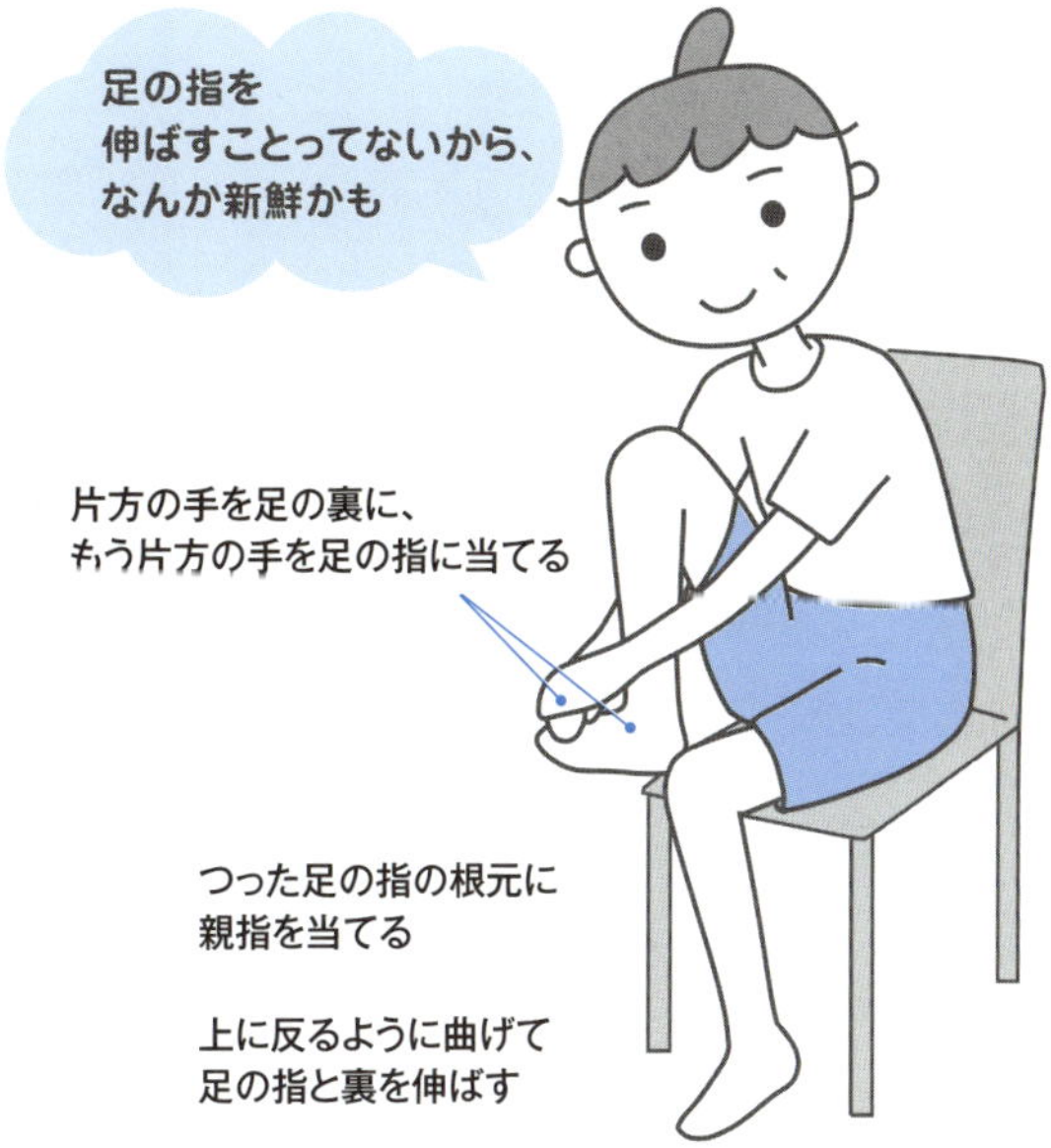
足の指を
伸ばすことってないから、
なんか新鮮かも
片方の手を足の裏に、
もう片方の手を足の指に当てる
つった足の指の根元に
親指を当てる
上に反るように曲げて
足の指と裏を伸ばす

ウォーキングをして運動療法を補いましょう

歩けるなら歩いた方がひざが強くなる

ひざ痛にはひざ痛根治運動が基本で、それにストレッチングを加えることで、丈夫でやわらかい体になりますが、歩ける人はウォーキングをするとさらにひざが強くなります。といっても、「健康ウォーキング（Q&A）」のように、大股で歩いたり、早歩きをする必要はありません。ごく自然にゆっくりと歩くだけでいいのです。

目安は1回20～30分、週2～3回です。ただし、あくまでも痛みが出ない範囲で歩き、痛みが出たらそのまま帰りましょう。

Q 「健康ウォーキング」って何？

A より健康になることを目指したウォーキングで、「腕を大きく振る」「大股で力強く地面をける」「うっすら汗をかくくらいのペースで歩く」などの歩き方をします。ひざ痛の人にはこのような歩き方は合っていないので、実践しないようにしましょう。

ウォーキングに向いている人

すべての人

目安

1回20～30分、週2～3回

ウォーキング前に必ず行うこと

外に出る前に、必ずストレッチングを行ってください。筋肉をやわらくしてから歩くようにしましょう。

ウォーキング中の注意点

ウォーキングはひざ痛がない人向けの運動です。ウォーキング中にひざに痛みが出たら、無理して歩くのはやめ、そのまま家に戻りましょう。

こんなウォーキングも OK！

杖やキャリーを使っている人でも、そのままそれらを使って歩いても効果があります。注意しながら歩いてみましょう。

ひとことコラム

脳には、短期記憶をつかさどる「海馬」と呼ばれる脳内器官があります。通常、神経細胞は増えることはありませんが、近年の研究で、歩くと海馬の神経細胞が増えることがわかってきました。歩くと記憶力がよくなるかもしれません。

歩いた後は

クーリングダウンのためのストレッチングをしましょう。足がつる予防にもなります。

■暑いときの服装

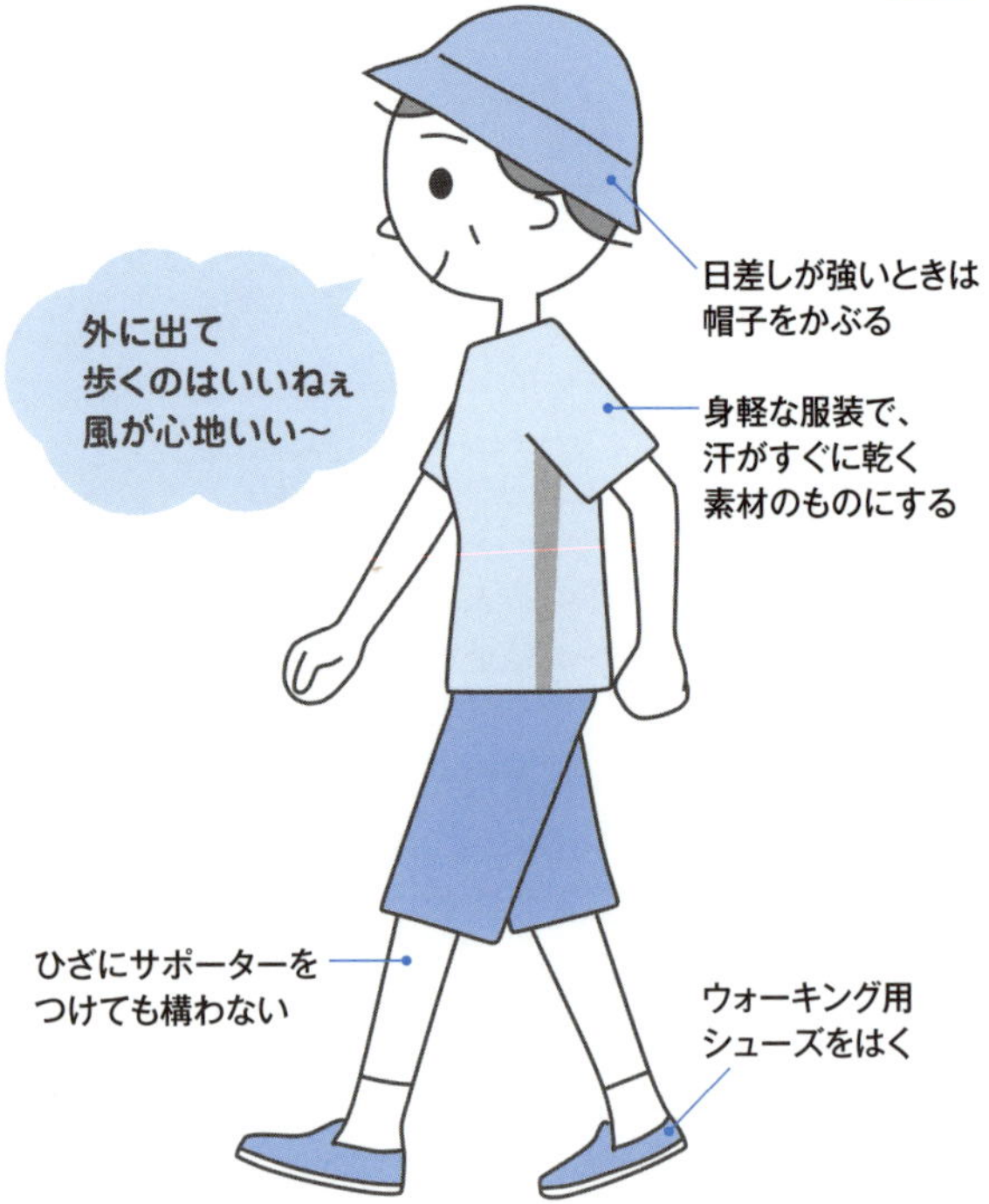
外に出て
歩くのはいいねぇ
風が心地いい〜
日差しが強いときは
帽子をかぶる
身軽な服装で、
汗がすぐに乾く
素材のものにする
ひざにサポーターを
つけても構わない
ウォーキング用
シューズをはく

ここに注意

ひざ痛のウォーキングは、無理をしないことが大切です。そのため、坂道、階段、山道など、ひざに負担がかかるところは歩かないようにしましょう。

寒いときの服装

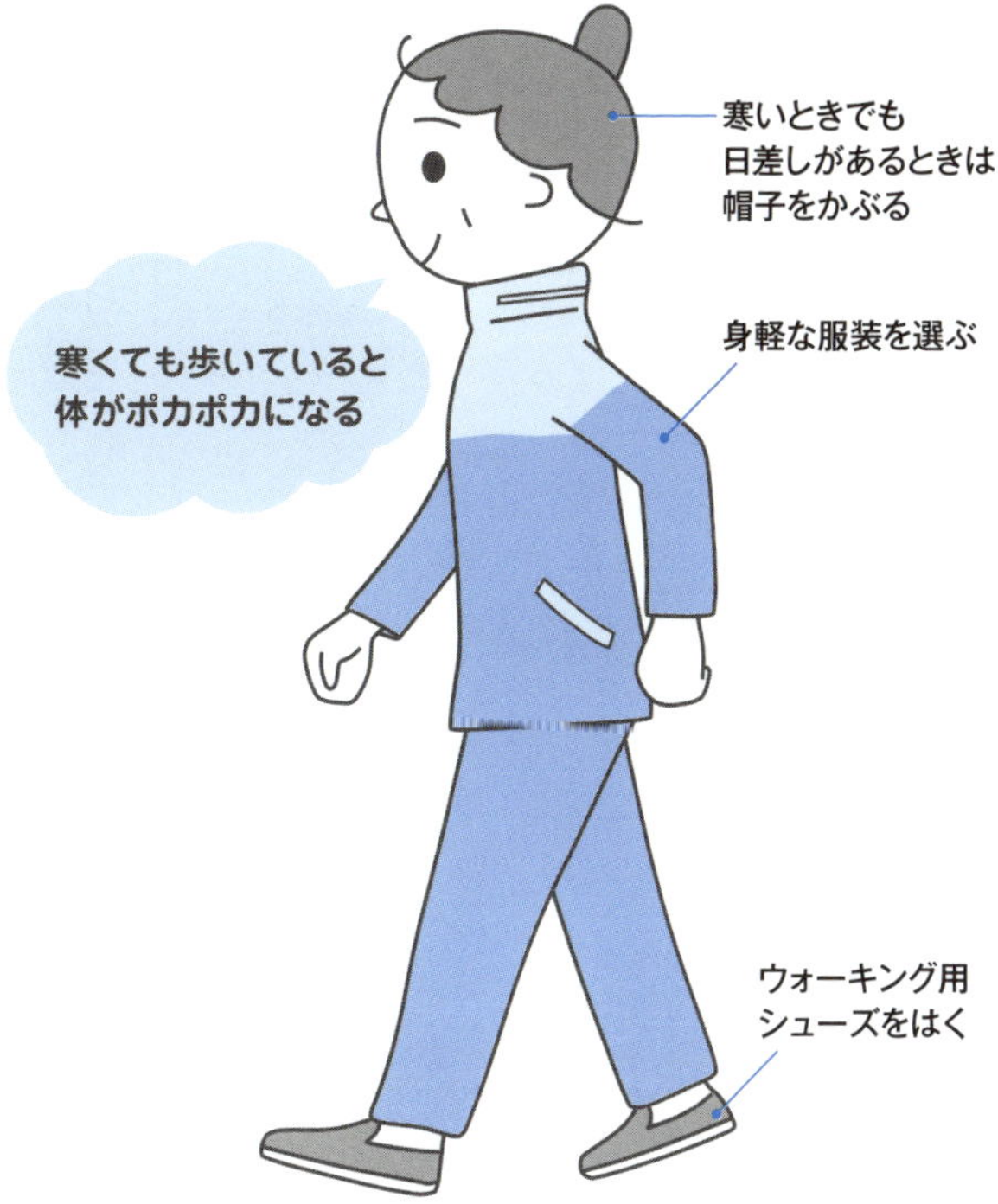
寒いときでも
日差しがあるときは
帽子をかぶる
身軽な服装を選ぶ
寒くても歩いていると
体がポカポカになる
ウォーキング用
シューズをはく

歩くときにひざに痛みがある人に行ってほしいのが「つかまり足ぶみ体操」です。この体操をすることで、痛みがやわらいで再び歩けるようになります。これもウォーキングの1つです。体操はひざの痛みによって2種類あります。

つかまり足ぶみ体操Ⅰ
（歩くとひざに痛みがある人）

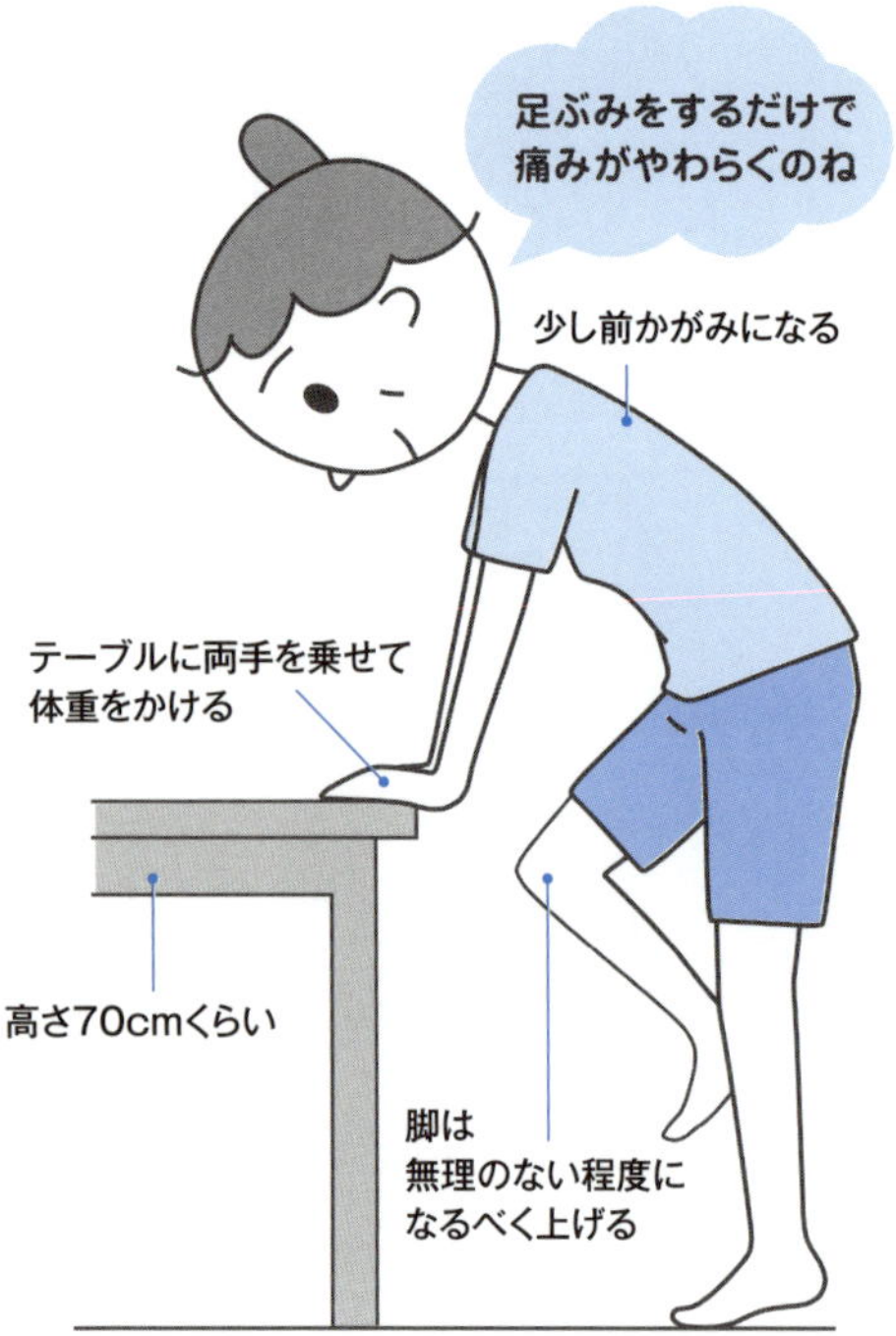
足ぶみをするだけで
痛みがやわらぐのね
少し前かがみになる
テーブルに両手を乗せて
体重をかける
高さ70cmくらい
脚は
無理のない程度に
なるべく上げる

どんな人が対象？

ウォーキングで痛みが出る人

回数は？（つかまり足ぶみ体操Ⅰ、Ⅱとも）

- 右、左の足ぶみで「2歩」と数える
- 100歩で1セット
- 朝晩、各1セット（1日5セットまで増やしてもいい）

つかまり足ぶみ体操Ⅱ
（歩くとひざがとても痛い人）

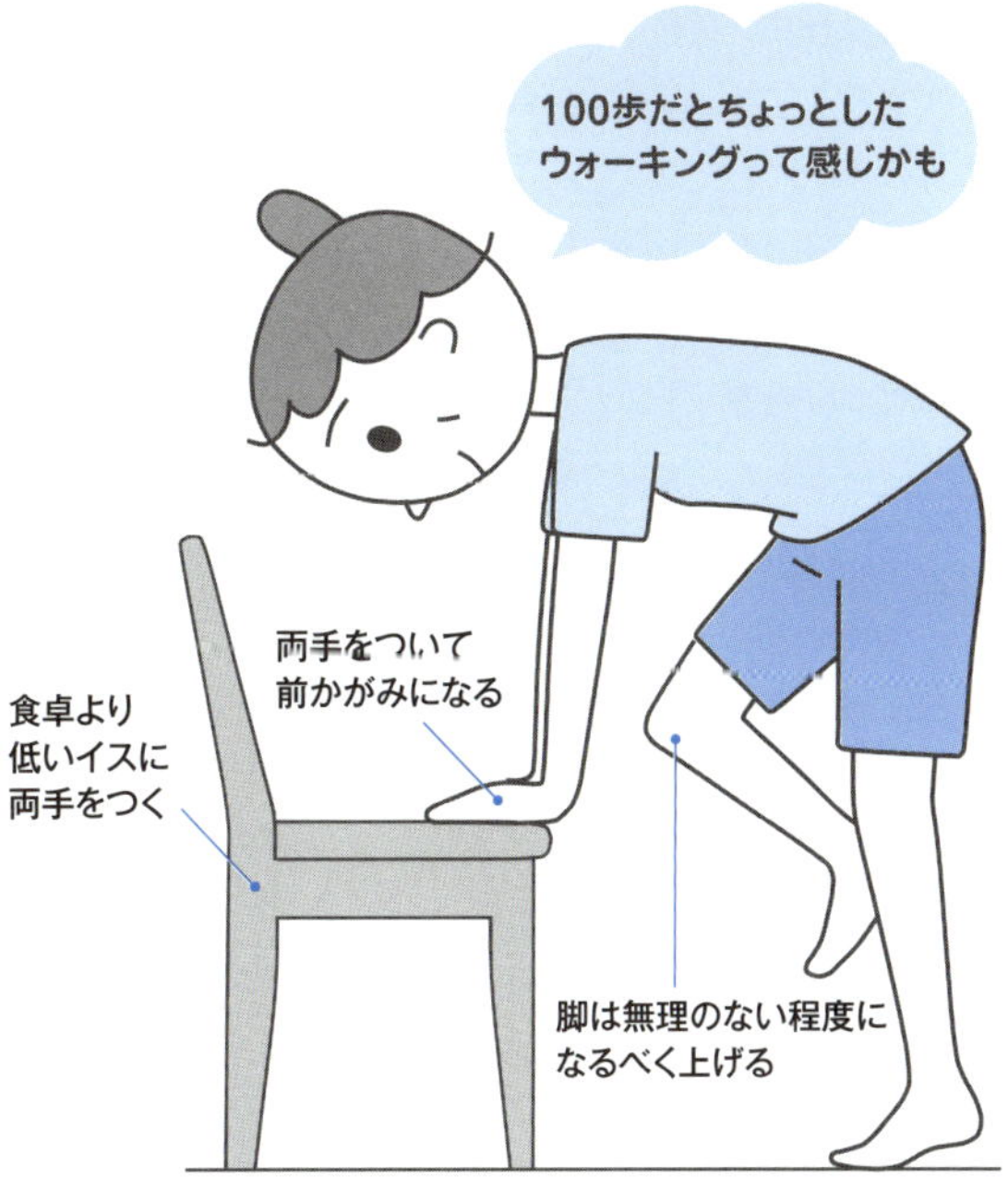
100歩だとちょっとした
ウォーキングって感じかも
両手をついて
前かがみになる
食卓より
低いイスに
両手をつく
脚は無理のない程度に
なるべく上げる

コラム

ウォーキングにはほかにどんな効果があるの？

ウォーキングは、ひざを強くするほかに、次のような効果があります。

血液循環が改善される

血液を心臓へ送り返す力が強くなるので、結果的に冷えやむくみなどが改善されます。

高血圧が改善される

ウォーキングをすると、プロスタグランディンEやタウリンという物質が増えて、高血圧が改善されます。

骨が強くなる

骨は負荷がかかると骨を作る細胞が活性化されることがわかっています。ウォーキングをすることで、骨粗しょう症の予防にもなります。

脂肪を燃焼する

体の脂肪をエネルギー源とする有酸素運動なので、続けることで脂肪が燃焼し、ダイエットにもつながります。ただし、本格的なダイエットに取り組みたい場合は、食事療法も併用しましょう。

リラックス効果

幸せホルモンと呼ばれる「セロトニン」という物質が増え、リラックスできます。

5章

ひざ痛が末期の状態になったら手術も考えましょう

ひざ痛は変形性ひざ関節症だけじゃない
ひざ痛になるほかの病気

自分で判断せず、必ず医療機関へ行きましょう

ひざ痛で最も多いのが変形性ひざ関節症ですが、そのほかにもひざ痛になる病気はいくつかあります。自分で判断するのは難しいので、必ず医療機関でみてもらいましょう。

【大腿骨顆骨壊死《だいたいこつかこつえし》】

脚の骨のうち、上にある骨を大腿骨といいます。骨の末端部分の丸い

骨のことを「顆部」といいますが、大腿骨顆骨壊死とは、大腿骨の下の丸い部分（顆部）の一部が死んでしまう病気です。幅1〜2㎝、深さ1〜3㎝ほども陥没してしまいます。

原因はよくわかっていませんが、変形性ひざ関節症の人によくみられ、女性に多いのが特徴です。症状は変形性ひざ関節症とほとんど同じなので、X線や磁気共鳴断層撮影法（MRI）QAによって鑑別します。

歩いているときなどに、明らかに変形性ひざ関節症とは違う痛みに突然襲われます。寝ていても痛みに襲われることがあり、水がたまって腫れることもあります。治療方法は変形性ひざ関節症と変わりません。

【関節リウマチ】

変形性ひざ関節症は50代以降に多いのが特徴ですが、関節リウマチは20〜40代に多くみられます。

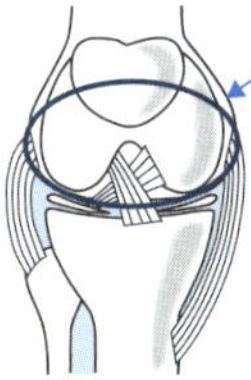

Q 「磁気共鳴断層撮影法（MRI）」って何？

A とても強い電波を出して、体の水分に作用して断層を作ります。脳や筋肉など水分の多いところの画像診断に力を発揮します。

ひざだけでなく、全身のあらゆる関節が痛んだりこわばり、腫れと痛み、発熱もある病気です。病気が進行すると関節軟骨などが破壊されて変形してしまうこともあり、日常生活を営むのも難しくなることがあります。

原因はまだわかっておらず、遺伝的なものが関係しているのではないかといわれています。「自己免疫疾患」といって、免疫システムが誤って正常な細胞を攻撃してしまうために起こります。

治療は薬物療法が中心で、近年、薬が開発されて進行を遅らせることができるようになってきました。手術が行われることもあります。

【半月（板）損傷】

関節を上から見ると、「C」の形をした軟骨様の板があります。それが半月（板）です。ひざにかかる負荷をやわらげるクッションと、それを安定させるスタビライザーの役目をしています。

Q 「自己免疫疾患」って何？

A 免疫は、細菌やウイルスなどを攻撃して体を守っていますが、外敵ではなくて、体の正常な組織も「敵」とみなして攻撃してしまう病気です。

Q 「スタビライザー」って何？

A 安定させる装置のこと。

変形性ひざ関節症以外のひざ痛になる病気

大腿骨顆骨壊死	大腿骨の下の丸い部分が一部死んでしまう病気。歩いているときや寝ているときに痛みに襲われる。
関節リウマチ	ひざだけでなく、全身のあらゆる関節が痛んでこわばり、変形してしまうこともある。
半月損傷	うまく足が伸ばせなくなったり、水がたまったり腫れたりすることがある。若い人がスポーツで起こる。
痛風・偽痛風	痛風は生活習慣病の1つで、血液の尿酸が増えて、関節内に結晶となってたまることで痛みが出る。偽痛風は、ピロリン酸カルシウム結晶が関節にたまって起こる。
化膿性関節炎	関節の中で起こる感染症。腫れや痛みがあり、発熱や震え、吐き気などが出る。

上には主な病気を紹介しましたが、このほかにも関節に痛みが出る病気はあります。糖尿病などが原因でなる神経病性関節症、膠原病《こうげんびょう》でもひざに痛みが出ることがあります。いずれにせよ、自分で判断せず必ず医療機関にみてもらいましょう。

半月損傷はスポーツなど運動中に起こることが多いのですが、加齢によっても起こります。うまく足が伸ばせなくなったり、水がたまったり腫れたりすることがあります。歩けなくなるほど痛くなることもあります。

ただ、半月に**損傷があっても手術は受けないようにしましょう。**理由は、①中高年者では加齢現象で自然に半月に損傷が起こる、②半月損傷とひざの痛みは関係ない、③手術をしてもひざの痛みは軽くならない、④手術をすると関節軟骨がさらにすり減り関節症が進む、からです。これらのことはさまざまな研究で明らかになっています。損傷があっても、半月はひざの機能に役立っています。

【痛風・偽痛風】

痛風は生活習慣病QAの1つで、運動不足や食べすぎなどによって起こ

Q 「生活習慣病」って何？

A 日々の食事、運動不足、タバコ、お酒などの生活習慣が、その発症・進行に深くかかわっている病気のこと。脳卒中、高血圧症、がん、糖尿病、心臓病などがあります。

ります。血液の尿酸が増えて、関節内に結晶となってたまることで痛みが発生します。

足の親指のつけ根が痛くなることがよく知られていますが、ひざが痛むこともあります。激しい痛みで歩くことも難しいときがある一方、すぐによくなって普通に歩けるようになったかと思うと、また痛みがぶり返すこともあります。

痛風というと、レバーやビール、白子などに含まれるプリン体QAの摂取過剰が話題になりますが、近年はプリン体よりもむしろ、カロリー制限が推奨されています。**脂っこいものを食べすぎない、外食ばかりしない、間食をしないなど、普段の生活を改善することが重要**になります。

一方、偽痛風は、ピロリン酸カルシウム結晶という結晶が関節にたまることで起こります。関節痛が発生するメカニズムは痛風と同じで、女性に多くみられます。治療には、鎮痛薬やステロイド剤が使われます。

Q 「プリン体」って何？

A 穀物、野菜、肉、魚など食物に含まれる成分で、主にうまみ成分です。体でも作られ、分解もされます。通常は、プリン体は分解されると尿酸になって排出されますが、排出能力を超えてしまうと体内にたまっていきます。

【化膿性関節炎】

関節の中で起こる感染症です。頻繁にひざの注射を繰り返している場合、その注射から細菌が入ることによって起こります。腫れや痛みがあり、発熱や震え、吐き気などが出ることもあります。

病原体で多いのは、細菌の一種である黄色ブドウ球菌 QA で、傷口から細菌が入ったり、ヒアルロン酸関節注射によっても起こる可能性があります。

放置すると、関節だけでなく骨にまでダメージを受け、**歩行障害になることもあるので、できるだけ早く治療を受けてください**。

検査によって菌を特定し、それに合った抗菌薬や抗炎症薬を投与します。多くの場合、手術が必要になります。

Q 「黄色ブドウ球菌」って何？

A ヒトの手指、皮膚、鼻、耳、のどなど広い場所にあります。傷口の化膿の原因になります。

コラム

民間施療っていいの？

世の中には「民間施療」と呼ばれるものがあります。代表的なものは、マッサージ、カイロプラクティック、整体などです。これらの施設でさまざまな施術が行われていますが、そのほとんどは医学的根拠に基づいていないので、根本的な治療にはなりません。一時的に痛みがやわらぐことがありますが、ヒアルロン酸関節注射などと同じように、痛みの元を取り除いているわけではないので、結局痛みがぶり返してしまいます。

また、お灸もありますが、温めるのはひざ痛によいことなので決して悪くはありませんが、こちらも根本的な治療とはいえず、一時しのぎの方法です。また、わざわざお灸をしなくても、本書で紹介している温熱療法を行えば済むことでもあります。

もちろん、マッサージやお灸などにも疲労回復などさまざまな効果がありますが、変形性ひざ関節症の根本的な治療を目指したい場合は、おすすめはできません。

ひざ痛根治運動以外の補助的な療法

それぞれにメリットとデメリットがあります

私が推奨しているのはひざ痛根治運動で、これによってほとんどの場合でひざ痛は驚くほど改善されますが、それに合わせて補助的な療法を行っても構いません。

ここでは、「サポーター」「つえ、キャリー」「足底板《そくていばん》」を補助的な療法として紹介します。それぞれメリット・デメリットがありますので、それらをしっかりと理解したうえで取り組む必要があります。場合によっては処方箋が必要なものもあるので、事前に医師と相談してください。

補助的な療法
①サポーター

どんな療法？

サポーターはひざを支えるために使います。しかし、しっかりと支えるには頑丈なものにする必要があり、そうしたものをつけると、今度はひざが動かしにくくなってしまいます。

そのため、ひざ痛の際にサポーターをつけるのは、ひざを温めることが大きな目的になります。温めることでひざの痛みはやわらぐので、日々の活動を楽にしてくれます。

メリット

ひざが温まるので、ひざの痛みを少なくすることができます。

デメリット

硬い素材を選んでしまうと、ひざが動かしづらくなってしまいます。

選び方のコツ

- サポーターをつけて、ひざが動かしにくかったら本末転倒です。動きやすい素材と重さのものを選びましょう。
- 締め付けが強すぎると血のめぐりが悪くなるので、締め付けがあまり強すぎないものを選んだ方がよいでしょう。

どんな療法？

つえ、キャリーに共通しているのは、これらを使うことで体重が分散されて、ひざへの負担がやわらぐことです。痛みがあって歩くのが大変だったり、転倒しやすい人にはおすすめです。

つえやキャリーは年寄りっぽいと敬遠する人もいますが、これらを使うことでひざ痛が楽になり、行動範囲も広がって生活も楽しくなってきます。

メリット

- 体重が分散されるので、ひざの痛みがやわらぎます。
- 行動範囲が広がります。

デメリット

- 持ち歩く必要があります。
- 病人のような気持ちになってしまいます。

キャリーの使い方のコツ

前かがみにすると腰に負担がかかるので、姿勢よく歩きましょう。キャリーの方が脚に負担はかかりませんが、一方で脚が鍛えられないので、頼りすぎないようにしましょう。

つえの使い方のコツ

つえは、痛みのないひざ側の手に持ちます。つえを前に出すと同時に、ひざ痛のある脚も前に出します。

■つえの使い方

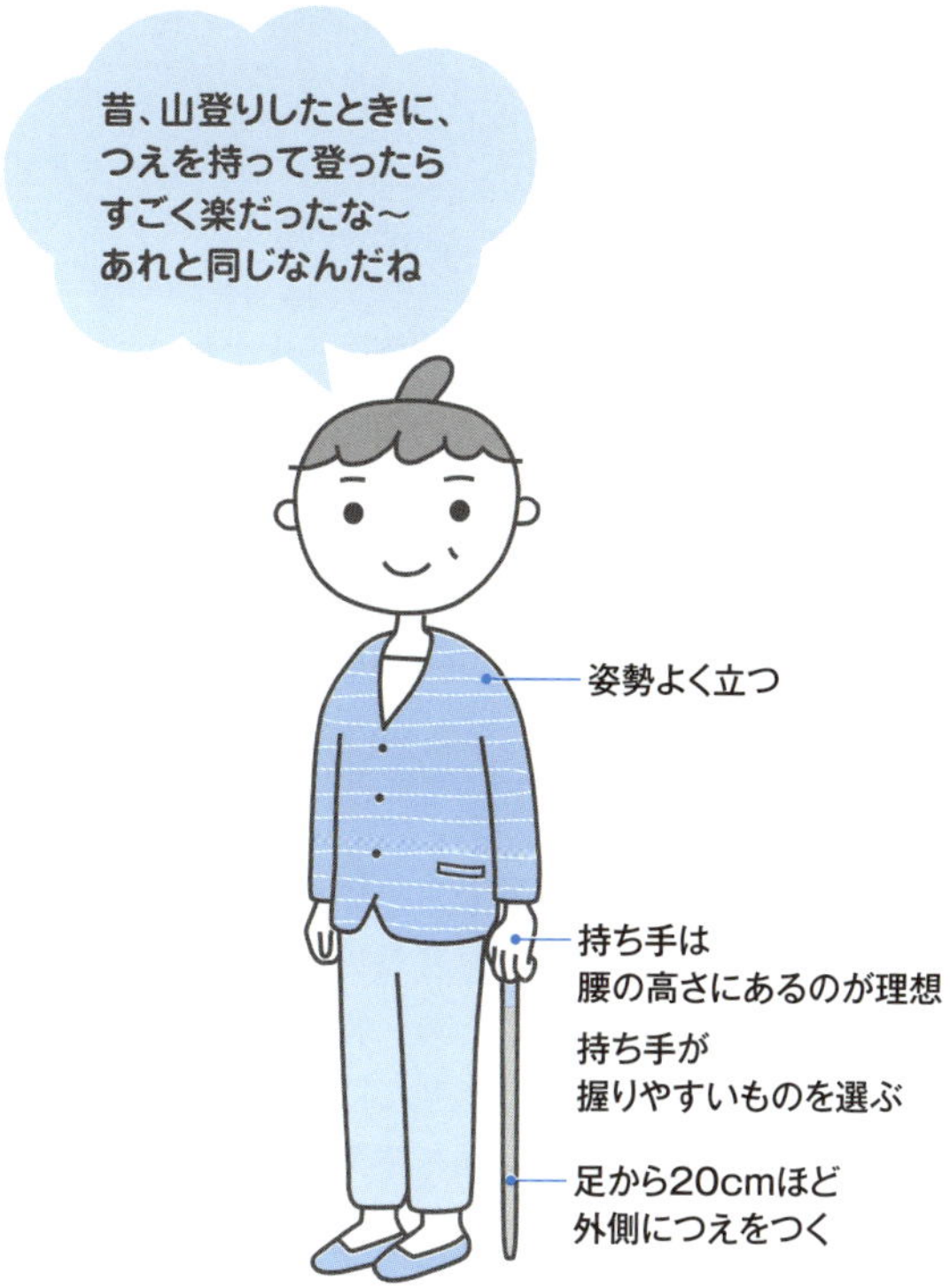
昔、山登りしたときに、
つえを持って登ったら
すごく楽だったな～
あれと同じなんだね
姿勢よく立つ
持ち手は
腰の高さにあるのが理想
持ち手が
握りやすいものを選ぶ
足から20cmほど
外側につえをつく

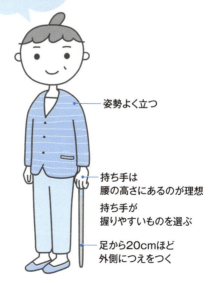

補助的な療法

③足底板《そくていばん》

どんな療法？

変形性ひざ関節症によってO脚になると、ひざへの負担が内側に集中するようになってしまいます。そこで、足が地面に着く角度を変えることで、ひざにかかる力を分散して負担をやわらげるのが足底板です。

外側が厚くなっているのが特徴で、室内では直接足につけ、外出時は靴の中敷きタイプのものを使います。

メリット

- 痛みが少しやわらぎます。
- ひざにかかる力が分散され、歩きやすくなります。

デメリット

- 家用と外出用で使い分ける必要があります。

足底板の注意点

足底板はひざにかかる力を分散することができますが、下肢の角度を矯正することはできません。そのため、脚が大きく変形してしまっている末期には向いていません。あくまでも初期～中期向けの補助具であることに注意してください。

足底板はオーダーメイド

O脚の度合いは人によって違うため、足底板は医師の処方を受けて、オーダーメイドで作ることになります。費用は作る業者によっても変わってきますが、左右１セットで１万円前後といったところです。

■足底板のしくみ

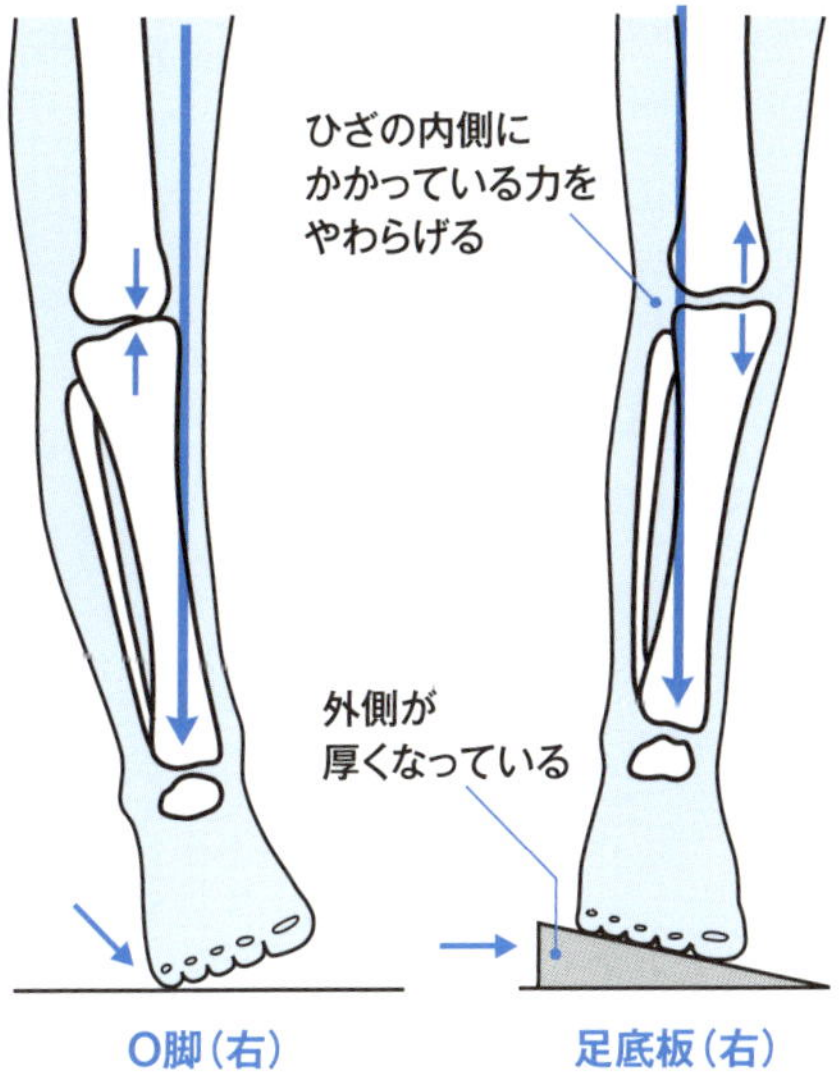
ひざの内側に
かかっている力を
やわらげる
外側が
厚くなっている
O脚（右）
足底板（右）

ひざが末期の状態になったら手術をすることも検討しましょう

ひざ痛の手術は確実な効果が期待できる

ひざ痛根治運動やアイシング、温熱療法などによって、変形性ひざ関節症で悩んでいる人の症状は改善され、痛みも少なくなっていきます。ところが、症状が極端に悪化してしまい、関節軟骨がほとんどすり減ってしまった場合は、O脚もひどくなって外出もできなくなるため、この場合は手術をすることになります。

手術というと、大きな不安を感じる方もいると思いますが、ひざ痛の手術は、比較的確かな効果が得られやすいといえます。手術を受けた患

手術を考える目安

- 普通に歩くのが難しい。
- O脚の度合いがかなり強い。
- 運動療法ではあまり改善しない。
- 関節の曲がる角度が小さくなっている。

者さんの多くが、「もっと早く手術をすればよかった」と答えるほどです。痛みがなくなって、行動範囲が飛躍的に増えるわけですから、それまでの人生が大きく変わることになります。

大きく3つある変形性ひざ関節症の手術

手術は、骨の一部を切りとる「高位脛骨骨切り術《こういけいこつこつきり》」、人工の関節を埋め込む「人工ひざ関節置換術」、関節に内視鏡を入れて、骨のかけらなどをとる「関節鏡手術」の3つがあります。

この中でおすすめなのは前者の2つで、それなりの効果が期待できます。一方で、最後の関節鏡手術はおすすめしません。体への負担はあまりないのですが、効果が一時的であることと、関節軟骨がさらにすり減ってしまう可能性があるためです。

変形性ひざ関節症の手術

手術名	内　容	おすすめ度
高位脛骨骨切り術	骨の一部を切る手術	△
人工ひざ関節置換術	人工の関節に換える手術	○
関節鏡手術	内視鏡を入れて 骨のかけらなどをとる	×

①高《こう》位《い》脛《けい》骨《こつ》骨《こつ》切《き》り術

どんな手術？

O脚の場合、脚が曲がっています。そこで、関節の下の脚（脛骨）を切って角度を調節して、軽いX脚にする手術です。これによって、内側にかかっていた体重が均等にかかるようになり、ひざ痛も改善されます。

メリット

- 痛みが軽快します。
- ひざ痛が軽くなり、ひざ痛が出る前に近い生活ができるようになります。
- 人工ひざ関節置換術よりもひざを曲げることができます。

デメリット

- 入院期間が1～2か月くらいと長い。
- 普通の日常生活が送れるようになるまでに3～4か月かかります。
- 10年以上たつと、痛みが再発する人もいます。

どんな人に向いている？

ひざの変形がそれほどない、50～60歳までの比較的若い人に行われます。

手術をすると

ひざ痛が改善するので、畑仕事ができるようになります。

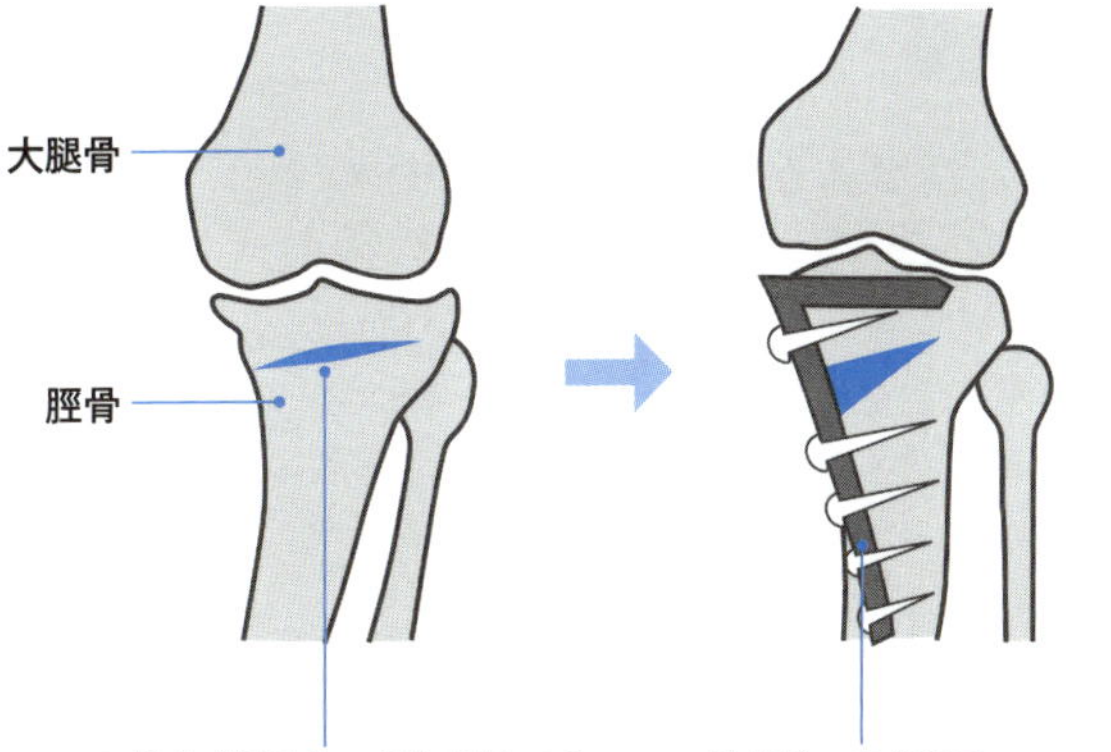
大腿骨
脛骨
この部分（脛骨の一部）を切って、大腿骨との角度を調整する
骨がくっつくまで金属プレートで固定する

関節の下の骨（脛骨）の一部を切りとって角度を調整し、軽いX脚にします。骨を切りとったところをくっつけるために、金属のプレートで固定します。骨がくっつくのに3～4か月かかります。

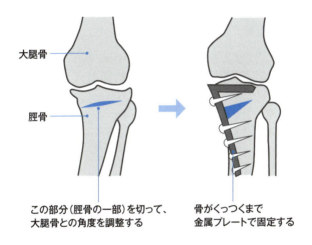

手術療法

②人工ひざ関節置換術

どんな手術？

関節の上下の表面の骨を1cmほどの厚さまで削り、そこに金属や強化プラスチックでできた人工の関節をはめ込みます。1960年代から行われているもので、十分ななめらかさもあり、安全性も確立されています。

メリット

- ひざの痛みがまったくなくなります。
- O脚を完全に治すことができます。
- 入院期間は3週間ほどで、さほど長くありません。
- 手術後、1週間以内で歩き始めることができます。

デメリット

- ひざが120度くらいまでしか曲がらず、正座はできません。
- 山登り、ジョギングなどの激しい運動はできません。
- まれに、手術後に感染症にかかることがあります。
- 10年以上たつと5～10%の人に人工関節にゆるみが出て、交換することになります。

どんな人に向いている？

ひざの変形が進んだり、関節軟骨がほとんどすり減ってしまった場合に行われます。

人工関節の寿命

人工関節の耐久年数は20～25年といわれています。そのため、60歳前など若いときに手術をすると、再手術の可能性があるため、60歳以上で手術を行う方がよいといえます。

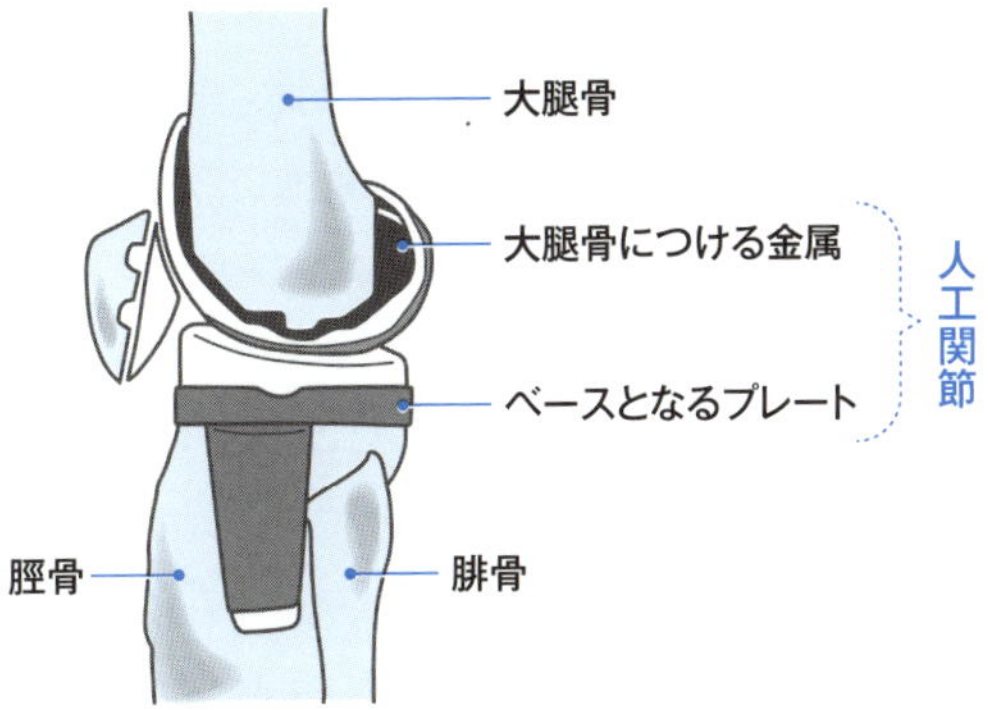

人工関節は、金属やプラスチックなどで関節の形に作ったものです。変形した関節を人工関節に置き換えることで、痛みが一切なくなり、O脚も完全に治すことができます。

コラム

「竹ふみ」って効くの?

温泉などに行くとよく置いてある竹ふみは、一昔前はどの家庭にもありました。天然の竹でできているものから、プラスチックでできているもの、表面に突起物のイボイボがついているものもあります。

竹ふみは健康的なイメージがありますが、果たして効くのでしょうか。結論をいうと、竹ふみは血行をよくしてくれる効果があります。とくに静脈の血行をよくしてくれるので、むくみがあったりふくらはぎがつる人にはおすすめです。

やり方は、立って左右交互に足ぶみするだけでいいのですが、ひざに痛みがある人は、テーブルに手をついて行っても構いません。それでも痛む場合は、イスに座った状態で足ぶみしてもよいでしょう。ちなみに、回数に制限はありません。

竹ふみは値段も安く、天然の青竹でも1,000円前後で購入でき、100円ショップでも買うことができます。

6章

日常生活に取り入れたい ひざ痛解消のコツ

日常生活にもひと工夫！日々の動きがひざをよくする

家事やお出かけなどで積極的にどんどん動きましょう

ひざ痛根治運動やストレッチングによってひざ痛は多くの場合でよくなりますが、**せっかくよくなったひざの状態を保つためには、日常生活でもちょっとした工夫をすることが大切です。**

部屋やお風呂の掃除や食器洗い、洗濯、料理などの家事も積極的に行うなど、立ち仕事をするだけで、十分な運動になります。また、カルチャースクールに参加したり、友だちに会いに行くなど、外にもどんどん出て行きましょう。エスカレーターやエレベーターを使わずに階段を使うだけでも効果があります。また、孫と遊ぶこともひざを使うことになるのでおすすめです。

いずれにせよ、ひざを使うことを常に意識して生活してください。

運動すると体力が確実につく!

運動・スポーツの実施頻度と新体力テストとの関連

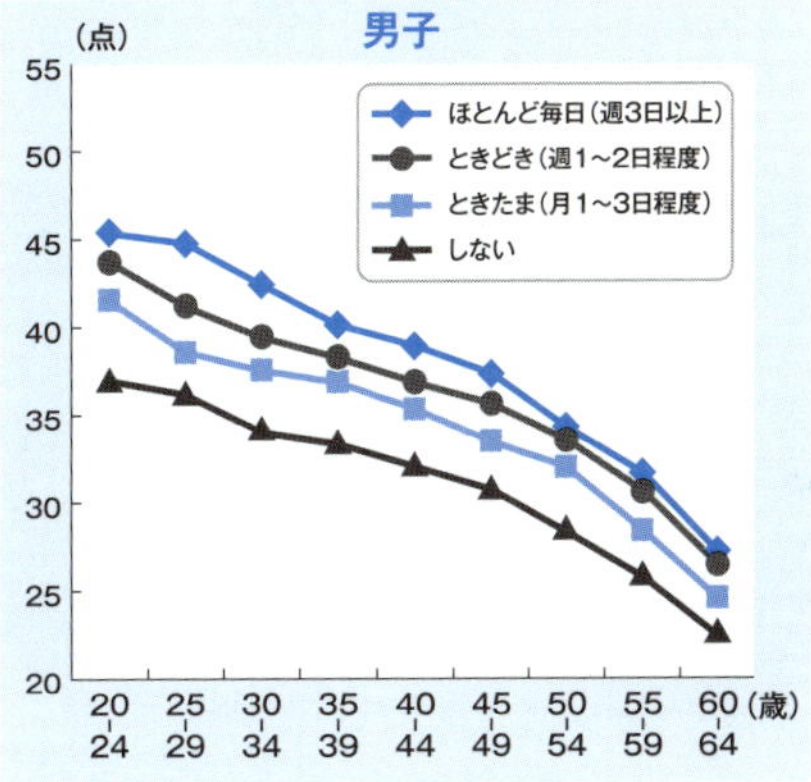

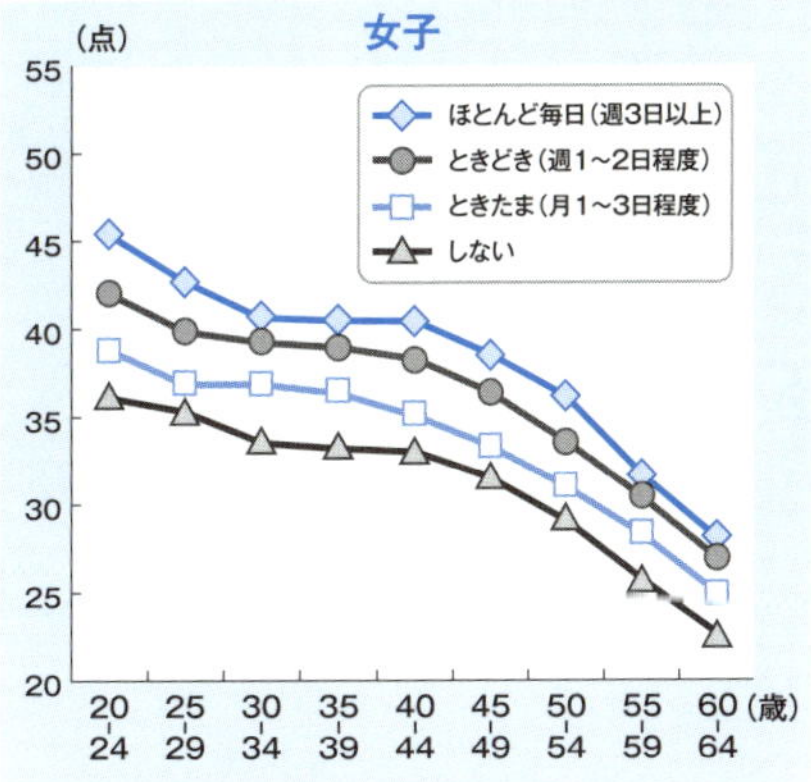

出典：平成22年度文部科学省「体力・運動能力調査」

この図からわかるのは、普段から運動している人の方が確実に体力があることです。それも、日常的に運動している人ほど体力があり、日常の習慣的な運動がいかに大事かがわかります。

体重の重さはひざ痛の敵
減量すれば痛みは減る

目指すべき体重に向かって食生活の見直しを

これまで多くのひざ痛の人をみてきましたが、ひざ痛の症状を訴える人の多くが太り気味でした。体重が重いと再発もしやすいので、ひざ痛になったことを機会に、思い切ってダイエットに取り組んでみましょう。

目指すべき体重（適正体重）は、「身長（m）×身長（m）×22」で算出できます。まずはその数字を目指しましょう。ダイエットするには、大きく「運動」と「食事」の2つの方法がありますが、**効果が大きいのは食事です。**たとえば、体重60kgの人が牛丼1杯分の約700kcalをウォーキングで消費しようとすると、時速4㎞でなんと約220分も歩かないといけません。それなら、食事を制限した方がずっとダイエット効果が出るわけです。

しかし、**食事制限もただ食事量を減らすだけでなく、正しい方法で行わないと確かな効果が出ません。**食事制限によるダイエットにはいくつかのコツがあります。

それは①規則正しく3食食べること、②ゆっくりとよくかんで食べること、③甘い物は控える、④間食はしない、です。ただし、食事制限は運動よりもダイエット効果が出やすいのは事実ですが、筋肉量が落ちてしまうと、生命維持のために必要な最小のエネルギー代謝（基礎代謝）も落ちてしまいます。そのため、太りにくい体にするためにも、普段から運動して筋肉量を保つようにしましょう。

また、管理も重要で、体重を毎日決まった時間にはかり、それをノートなどに記録すると現状が把握でき、やる気も湧いてきます。

ウォーキングのスピード別消費カロリー（目安）

体重60kgの人が60分歩いた場合

時速	歩く距離	消費カロリー
4.0km	4,000m	189kcal
4.8km	4,800m	221kcal
5.6km	5,600m	271kcal

ゆる〜い運動が再発しない丈夫なひざを作る

おすすめはひざに負担の少ない運動

日常生活を工夫するだけでなく、運動を積極的に行うことで、ひざ痛はさらに再発しづらくなります。

おすすめなのは、ひざへの負担が少ないゆる〜い運動です。ヨガやゲートボール、水泳、水中ウォーキング、社交ダンス、フラダンス、太極拳、ゴルフなどがその代表的なものです。ひざの様子をみながら、こうした運動を行うことで、ひざは確実によくなっていきます。

なかでも、水中ウォーキングは浮力があるので、ひざへの負担がさら

長続きさせるコツ

①配偶者や友人と一緒にやる

▼1人だとつまらないことも、相手がいることで楽しくなります。

②記録をつけて達成感を味わう

▼万歩計や体重を記録することで、達成感が味わえ、やる気も出ます。

に弱くなり、それでいて水の抵抗力を受けるので、きちんと運動にもなります。また、水泳も同じように浮力があるので有効ですが、平泳ぎだけはおすすめできません。カエル足はひざへの負担が強いので、バタ足で泳ぎましょう。

近年は社交ダンスも人気が上がっていますが、社交ダンスがよいのは踊る相手がいることです。それが継続のモチベーションになりますので、長続きしないという人は一度考えてみてもよいでしょう。

一方で、**おすすめできないのはひざへの負担が大きい運動です。**ジョギング、サッカー、ラグビー、なわとび、エアロビクス、山登りなどが代表的なもので、これらはひざ痛を悪化させる危険性があるので、できるだけ避けるようにしましょう。

スポーツというと、どうしても勝負にこだわってしまいがちですが、勝ち負けよりも、体を動かす楽しさ、仲間と一緒にスポーツをする楽しさに目を向けるようにするとよいでしょう。

運動の効用

①関節がやわらかくなり、事故が起きにくい

②太陽を浴びることでビタミンDが作られ、骨粗しょう症によい

③有酸素運動によって全身の健康につながる

ひざを大きく曲げる正座をすることはひざに悪い!?

正座は決してひざに悪いわけではない

住まいの欧米化によって、昔と比べると正座をする機会は減りましたが、それでも日本人にとって、正座をする機会は欧米の人と比べるとまだまだ多いといえるでしょう。

正座はひざを大きく曲げるので、ひざ痛の人にとっては痛みが伴うことになり、大きな負担となってしまいます。しかし、正座をすることがひざにとってよくないかというと、それはまた別の問題になります。むしろ正座は、よいものだと考えています。

正座はひざを鍛える機会になっている

正座という行為は一見、ひざに負担をかけているようにみえます。もしそうなら、日本式の家が多かった昔の方がひざ痛の人が多かったはずですが、時代が新しくなればなるほどひざ痛の人が減っているというデータはどこにもありません。むしろ、同年代の人で正座をしないアメリカ人と比較すると、アメリカ人の方が関節症は多いのです。

正座は大きくひざを曲げます。そのため、**立ち上がるときには手を床につけるなどして体を上げないといけません。実は、この行為こそ、ひざを鍛える機会になっているのです。**ひざを何度も動かすので、運動量の大きさからみても効果的といえます。

一方、イスはどうでしょうか。イスではひざは90度ほどしか曲げず、ひざを動かすという面からすると、正座のように負荷がかからずひざを鍛えることになっていません。正座はひざに悪いものではないのです。

ここに注意　ひざ痛のある人は

正座はひざを動かすのによい機会ですが、ひざの痛みが強い人は正座をするのは避けましょう。無理は禁物です。

イスやベッドの生活からサヨナラした方がいいの!?

和式の生活も見直してみましょう

ひざ痛になると、ひざの負担を少なくするためにイス中心の生活にする人が多くなります。確かにひざ痛がある人にとって、イスやベッドの生活の方がひざへの負担が少なくなり、楽になるのは事実です。しかし、ひざ痛がなくなった後もそうした生活がよいのかというと、私はあまりおすすめしません。

興味深い研究があります。日本とアメリカで、60~70代の人たちを対象に、骨密度と骨折率を調べました。すると、骨密度はアメリカの方が

洋式と和式の違い

	洋式	和式
トイレ	便座に腰かける	しゃがんで立つ
寝具	ベッドで負担が少ない	布団を畳んで押し入れにしまう
食事	イスで負担が少ない	正座して立ち上がる

高かったのですが、なぜか骨折率もアメリカの方が高い結果が出たのです。なぜなのでしょうか。

和式の生活で体のバランスがよくなった!?

骨密度が高ければ骨折も少なくなるはずです。それでも骨折するということは、アメリカの人の方が体のバランスが悪くて倒れやすいということではないでしょうか。

60～70代の人たちが小さいころは、昔ながらの日本の家に住んでいたはずです。ちゃぶ台と座布団があり、トイレも洋式ではなく和式です。布団もわざわざ畳んで押し入れに入れるという生活です。こうした**「しゃがんで立つ」ということを毎日何度も何度も繰り返しているうちに関節がやわらかくなり、足腰が強くなったのではないでしょうか。**和式の生活を見直してみてもよいかもしれません。

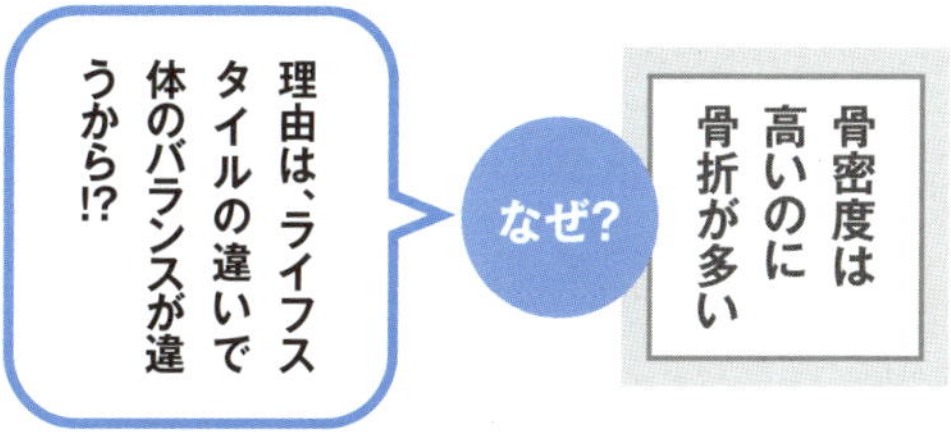

骨密度は高いのに骨折が多い
なぜ?
理由は、ライフスタイルの違いで体のバランスが違うから!?

いろいろあるサプリメント摂取は慎重にしましょう

科学的根拠が十分でないものも多くあります

世の中に数多くあるサプリメント。その中には、ひざ痛によいとされるものも売られています。ヒアルロン酸、グルコサミン、コンドロイチンが代表的なもので、これらはひざにある成分なので、摂取することでひざ痛がよくなりそうな印象を持つかもしれません。

実際にさまざまな研究によってひざ痛がやわらいだという報告もいくつかありますが、ひざ痛根治運動ほどの効果はみられないため、あくまでも補助的に摂取すべきだと考えています。

ひざ痛に関連する主なサプリメント一覧

ヒアルロン酸	ひざでクッションのような役割をするヒアルロン酸。関節注射が行われますが、サプリメントも売られています。しかし、サプリメントの医学的な効果は認められていません。
グルコサミン	グルコサミンは関節液の主な成分。研究によって、初期と中期で炎症を抑える効果があることがわかりました。ただし、末期や痛みが強い場合は効果はありません。
コンドロイチン	軟骨にある成分の1つ。摂取によって初期と中期で痛みがやわらいだ研究結果があります。ただし即効性はなく、ゆっくりと効きます。
コラーゲン	皮膚や靱帯、血管、腱などにあるタンパク質。美肌によいとされていますが、ひざ痛によいという医学的効果はまだありません。

iPS細胞を使って変形性ひざ関節症は治せるのか

2つの問題をクリアできれば可能性も!?

山中伸弥教授が開発した人工多能性幹細胞（ｉＰＳ細胞）の登場によって、再生医療が注目されています。

動物やヒトには、壊れるなどして機能を失ったものを元に戻そうとする能力が備わっています。その能力を使い、さまざまな細胞になれる幹細胞QAによって、失った機能や形を取り戻そうとするのが再生医療です。

ｉＰＳ細胞を使ってさまざまな臨床試験が行われていますが、将来、変形性ひざ関節症でもｉＰＳ細胞が使われる可能性はあるのでしょうか。

残念ながら、あまり希望を持つことはできません。

理由は2つです。1つは、変形性ひざ関節症の患者数があまりにも多いことです。変形性ひざ関節症の国内の患者数は1000万人ともいわれており、保険診療でその治療を行った場合、日本の医療費は膨大になってしまい、国が立ち行かなくなってしまいます。もちろん自由診療でも構いませんが、その場合、何百万円という金額を払わないと治療を受けることはできないでしょう。

もう1つは、変形性ひざ関節症が命にかかわる病気ではないことです。iPS細胞の研究はすぐに命にかかわるものを中心に行われており、命にかかわらない変形性ひざ関節症はどうしても後回しにされてしまいます。iPS細胞を使った変形性ひざ関節症の治療は、しばらくはないと言わざるを得ません。

今後のiPS細胞の治療の進歩に、期待したいところです。

Q 「幹細胞《かんさいぼう》」って何？

A 筋肉、皮膚、臓器などの元になる細胞です。以前は大人になると消えるとされていましたが、研究によってさまざまな幹細胞が発見されました。受精卵が数回分裂したときの胚性幹細胞（ES細胞）や、山中伸弥教授が開発した人工多能性幹細胞（iPS細胞）も同じ幹細胞です。

「ひざ痛根治運動シート」をつけてみよう！

本書の表紙カバーの裏には「ひざ痛根治運動シート」があります。このシートは、ひざ痛根治運動を実践しやすく一覧にし、「痛みの程度」の推移を、１週間ごとに計７週間にわたって記録していくものです。

このシートに書き込んでいくことで、痛みが減っていくのが目に見えてわかるので、運動を継続しようというモチベーションにつながるはずです。ぜひ実践してください！

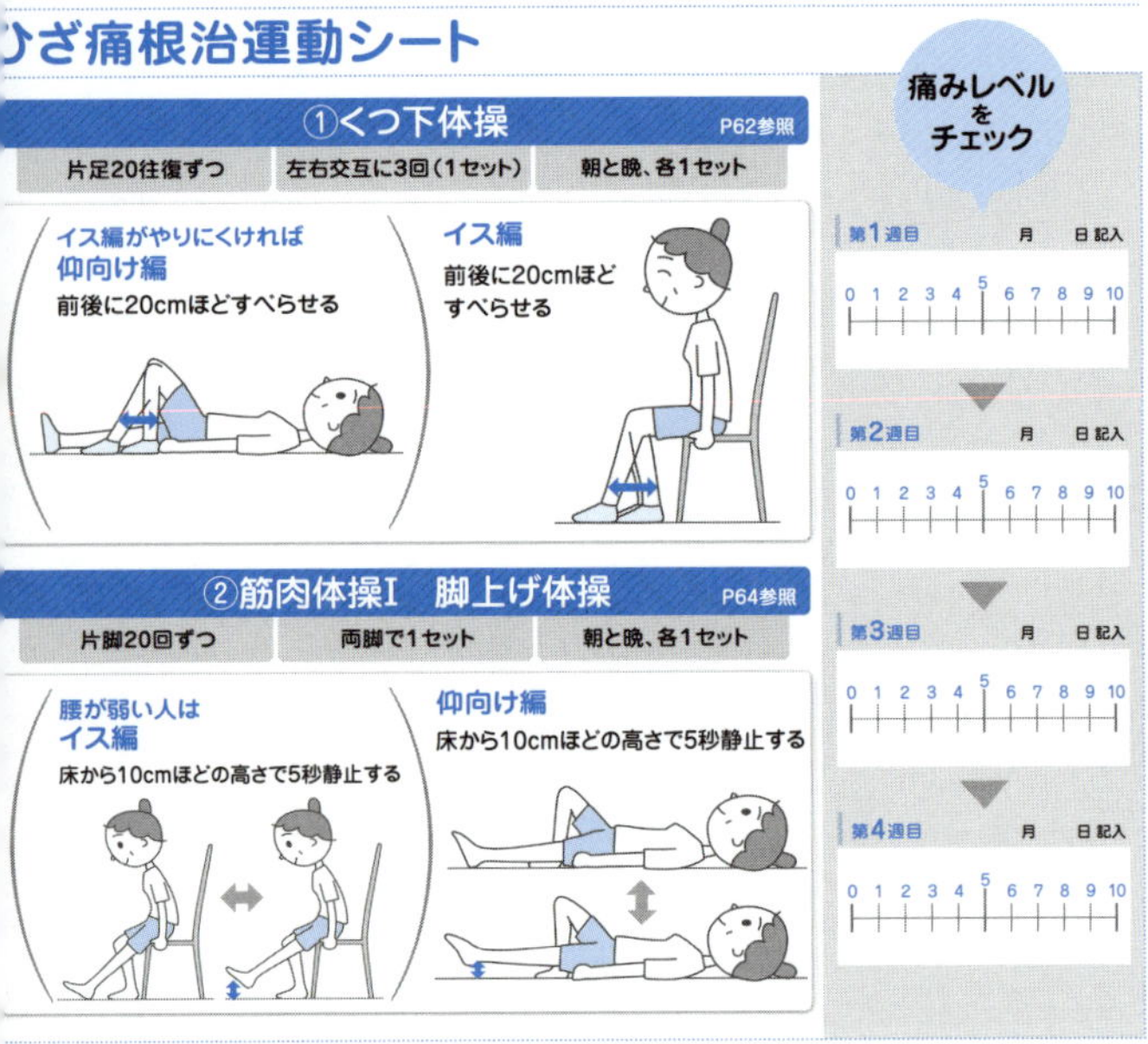

「ひざ痛根治運動シート」の書き方

①１週間ごと、７週間に渡って書き込んでいきます。

②書き込んだ日付を入れます。

③痛みは「VAS（ビジュアル・アナログ・スケール）」を使います。

VASとは、自分の主観的な痛みを、「痛みなし」を0とし、「想像できる最大の痛み」を10とし、10段階で痛みを示すものです。もちろん最終目標は0の痛みなしです。自分の痛さと思うところの線上に×印をつけます。

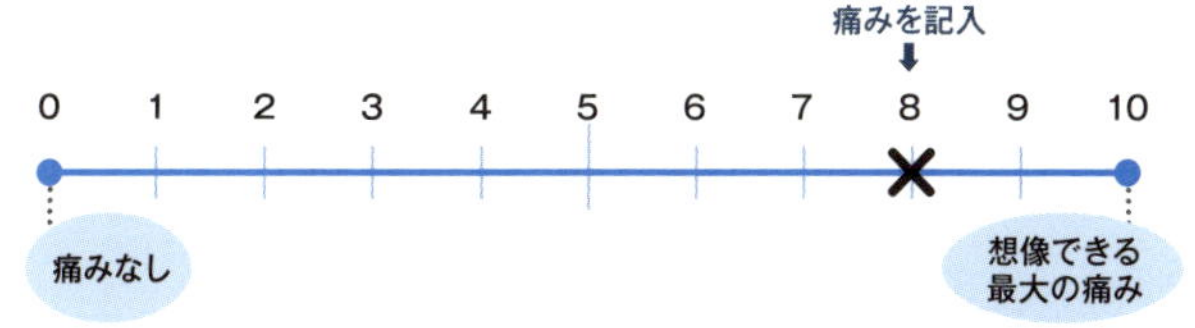

回復を実感できる！

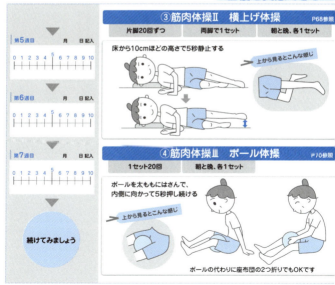

第5週目　月　日 記入

0 1 2 3 4 5 6 7 8 9 10

第6週目　月　日 記入

0 1 2 3 4 5 6 7 8 9 10

第7週目　月　日 記入

0 1 2 3 4 5 6 7 8 9 10

続けてみましょう

③筋肉体操Ⅱ　横上げ体操

P68参照

片脚20回ずつ	両脚で1セット	朝と晩、各1セット

床から10cmほどの高さで5秒静止する

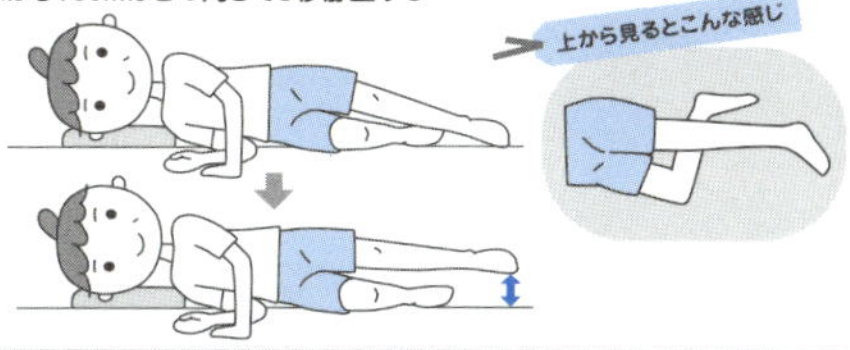

④筋肉体操Ⅲ　ボール体操

P70参照

1セット20回	朝と晩、各1セット

ボールを太ももにはさんで、
内側に向かって5秒押し続ける

ボールの代わりに座布団の2つ折りでもOKです

おわりに

ひざ痛根治運動で「良い行動サイクル」に

本書を最後まで読んでいただき、ありがとうございました。

日本のひざ痛治療の現状や、ひざ痛根治運動が世界のスタンダードになっていること、「悪い行動サイクル」から「良い行動サイクル」に変えることが、ひざ痛とサヨナラするポイントであること。そして、ひざ痛根治運動がなぜひざ痛によいのか、その科学的根拠などもおわかりいただけたかと思います。

世の中には、毎日ひざ痛で苦しんでいる方々が数多くいます。そのような方々が、少しでもひざ痛から解放されるようになればという思いから、この本を執筆しました。